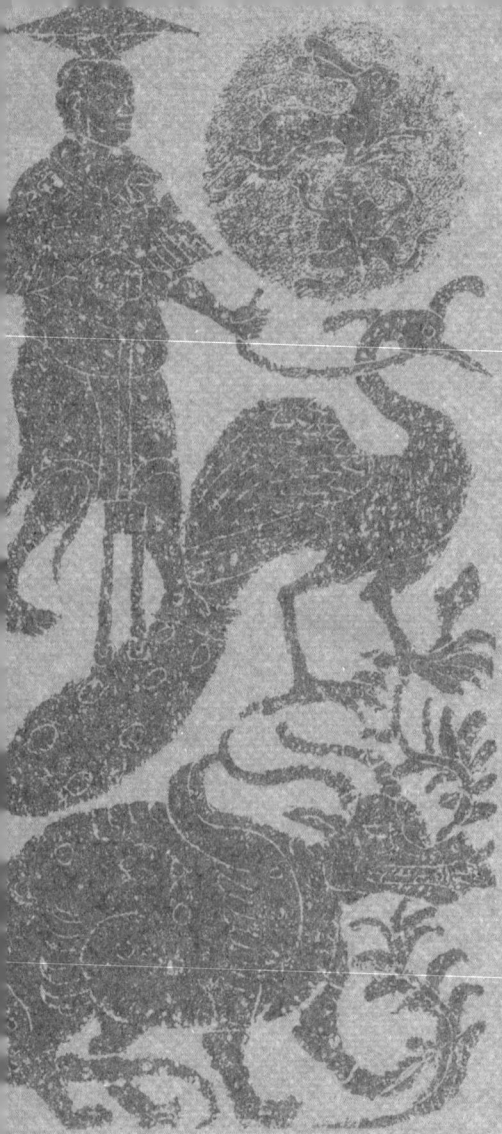

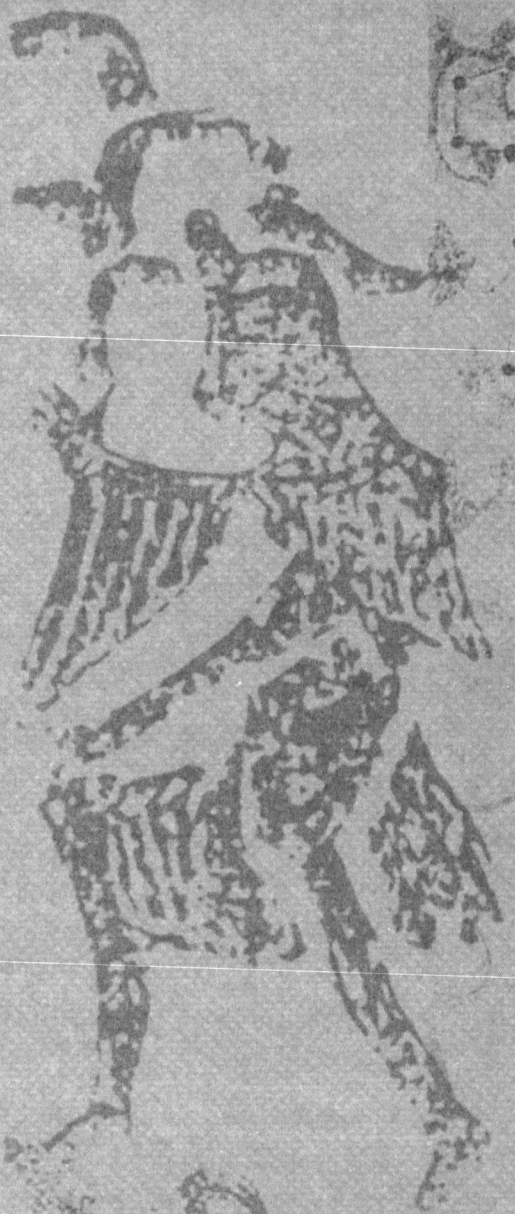

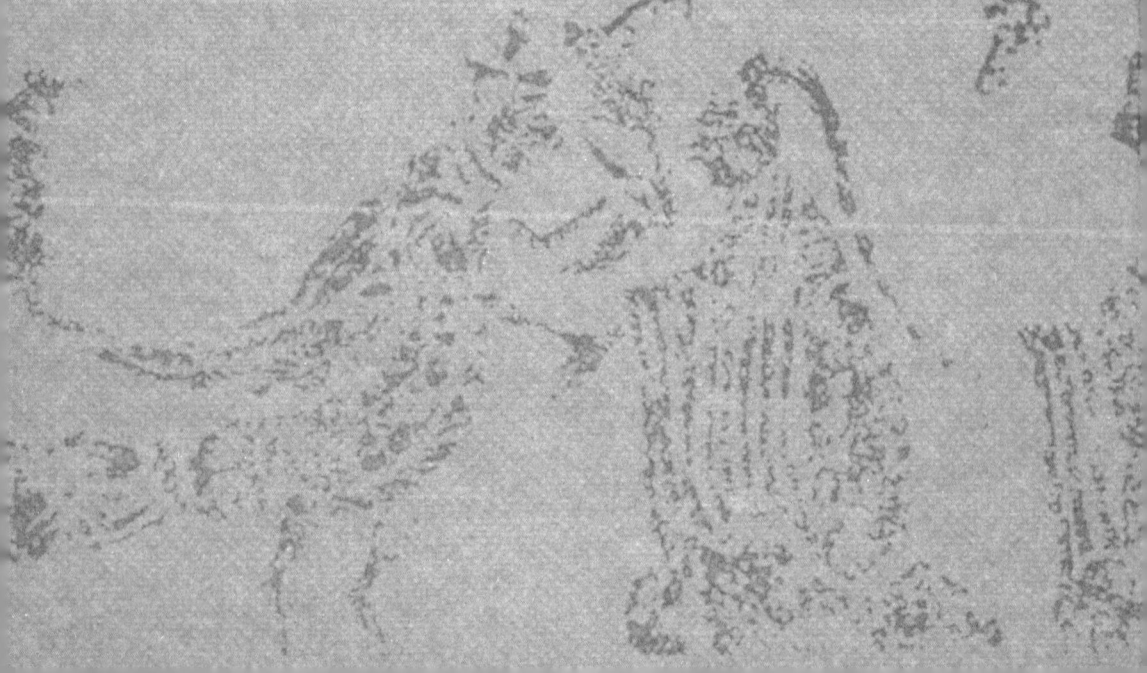

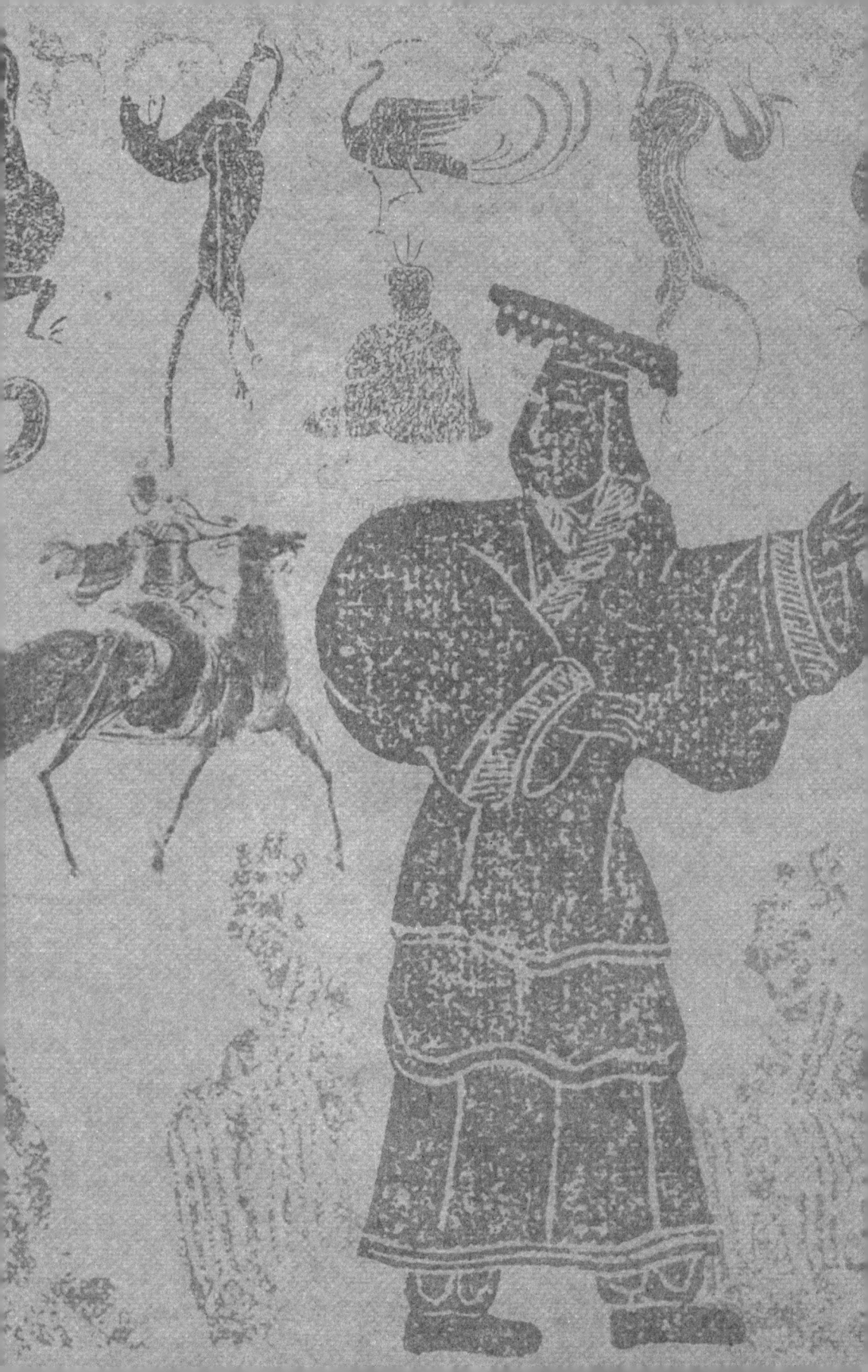

中国古医籍整理丛书

# 见心斋药录

清·见心斋主人 撰

张稚鲲 钱 峻 王大妹 校注

中国中医药出版社

·北 京·

图书在版编目（CIP）数据

见心斋药录/（清）见心斋主人撰；张稚鲲，钱峻，
王大妹校注.—北京：中国中医药出版社，2015.12
　　（中国古医籍整理丛书）
　　ISBN 978 - 7 - 5132 - 2983 - 8

Ⅰ.①见…　Ⅱ.①见…　②张…　③钱…　④王…

Ⅲ.①中药材 - 中国 - 清后期　Ⅳ.①R282

中国版本图书馆 CIP 数据核字（2015）第 291337 号

中国中医药出版社出版
北京市朝阳区北三环东路 28 号易亨大厦 16 层
邮政编码　100013
传真　010 64405750
三河市鑫金马印装有限公司印刷
各地新华书店经销

＊

开本 710×1000　1/16　印张 13.5　字数 83 千字
2015 年 12 月第 1 版　2015 年 12 月第 1 次印刷
书　号　ISBN 978 - 7 - 5132 - 2983 - 8

＊

定价　40.00 元
网址　www.cptcm.com

# 国家中医药管理局
# 中医药古籍保护与利用能力建设项目
## 组织工作委员会

**主　任　委　员**　王国强

**副　主　任　委　员**　王志勇　李大宁

**执　行　主　任　委　员**　曹洪欣　苏钢强　王国辰　欧阳兵

**执行副主任委员**　李　昱　武　东　李秀明　张成博

**委　　　　员**

各省市项目组分管领导和主要专家

（山东省）武继彪　欧阳兵　张成博　贾青顺

（江苏省）吴勉华　周仲瑛　段金廒　胡　烈

（上海市）张怀琼　季　光　严世芸　段逸山

（福建省）阮诗玮　陈立典　李灿东　纪立金

（浙江省）徐伟伟　范永升　柴可群　盛增秀

（陕西省）黄立勋　呼　燕　魏少阳　苏荣彪

（河南省）夏祖昌　刘文第　韩新峰　许敬生

（辽宁省）杨关林　康廷国　石　岩　李德新

（四川省）杨殿兴　梁繁荣　余曙光　张　毅

各项目组负责人

王振国（山东省）　　王旭东（江苏省）　　张如青（上海市）

李灿东（福建省）　　陈勇毅（浙江省）　　焦振廉（陕西省）

蔡永敏（河南省）　　鞠宝兆（辽宁省）　　和中浚（四川省）

# 前　言

中医药古籍是传承中华优秀文化的重要载体，也是中医学传承数千年的知识宝库，凝聚着中华民族特有的精神价值、思维方法、生命理论和医疗经验，不仅对于传承中医学术具有重要的历史价值，更是现代中医药科技创新和学术进步的源头和根基。保护和利用好中医药古籍，是弘扬中国优秀传统文化、传承中医学术的必由之路，事关中医药事业发展全局。

1949 年以来，在政府的大力支持和推动下，开展了系统的中医药古籍整理研究。1958 年，国务院科学规划委员会古籍整理出版规划小组在北京成立，负责指导全国的古籍整理出版工作。1982 年，国务院古籍整理出版规划小组召开全国古籍整理出版规划会议，制定了《古籍整理出版规划（1982—1990）》，卫生部先后下达了两批 200 余种中医古籍整理任务，掀起了中医古籍整理研究的新高潮，对中医文化与学术的弘扬、传承和发展，发挥了极其重要的作用，产生了不可估量的深远影响。

2007 年《国务院办公厅关于进一步加强古籍保护工作的意见》明确提出进一步加强古籍整理、出版和研究利用，以及

"保护为主、抢救第一、合理利用、加强管理"的方针。2009年《国务院关于扶持和促进中医药事业发展的若干意见》指出，要"开展中医药古籍普查登记，建立综合信息数据库和珍贵古籍名录，加强整理、出版、研究和利用"。《中医药创新发展规划纲要（2006—2020）》强调继承与创新并重，推动中医药传承与创新发展。

2003～2010年，国家财政多次立项支持中国中医科学院开展针对性中医药古籍抢救保护工作，在中国中医科学院图书馆设立全国唯一的行业古籍保护中心，影印抢救濒危珍本、孤本中医古籍1640余种；整理发布《中国中医古籍总目》；遴选351种孤本收入《中医古籍孤本大全》影印出版；开展了海外中医古籍目录调研和孤本回归工作，收集了11个国家和2个地区137个图书馆的240余种书目，基本摸清流失海外的中医古籍现状，确定国内失传的中医药古籍共有220种，复制出版海外所藏中医药古籍133种。2010年，国家财政部、国家中医药管理局设立"中医药古籍保护与利用能力建设项目"，资助整理400余种中医药古籍，并着眼于加强中医药古籍保护和研究机构建设，培养中医古籍整理研究的后备人才，全面提高中医药古籍保护与利用能力。

在此，国家中医药管理局成立了中医药古籍保护和利用专家组和项目办公室，专家组负责项目指导、咨询、质量把关，项目办公室负责实施过程的统筹协调。专家组成员对古籍整理研究具有丰富的经验，有的专家从事古籍整理研究长达70余年，深知中医药古籍整理研究的重要性、艰巨性与复杂性，履行职责认真务实。专家组从书目确定、版本选择、点校、注释等各方面，为项目实施提供了强有力的专业指导。老一辈专家的学术水平和智慧，是项目成功的重要保证。项目承担单位山东中医药大学、南京中医药大学、上海中医药大学、福建中医药大学、浙江省中医药研究院、陕西省中医药研究院、河南省中医药研究院、辽宁中医药大学、成都中医药大学及所在省市中医药管理部门精心组织，充分发挥区域间互补协作的优势，并得到承担项目出版工作的中国中医药出版社大力配合，全面推进中医药古籍保护与利用网络体系的构建和人才队伍建设，使一批有志于中医学术传承与古籍整理工作的人才凝聚在一起，研究队伍日益壮大，研究水平不断提高。

本着"抢救、保护、发掘、利用"的理念，该项目重点选择近60年未曾出版的重要古医籍，综合考虑所选古籍的保护价值、学术价值和实用价值。400余种中医药古籍涵盖了医经、基础理论、诊法、伤寒金匮、温病、本草、方书、内科、外科、女科、儿科、伤科、眼科、咽喉口齿、针灸推拿、养生、医案医话医论、医史、临证综合等门类，跨越唐、宋、金元、明以迄清末。全部古籍均按照项目办公室组织完成的行业标准《中医古籍整理规范》及《中医药古籍整理细则》进行整理校注，绝大多数中医药古籍是第一次校注出版，一批孤本、稿本、抄本更是首次整理面世。对一些重要学术问题的研究成果，则集中收录于各书的"校注说明"或"校注后记"中。

"既出书又出人"是本项目追求的目标。近年来，中医药古籍整理工作形势严峻，老一辈逐渐退出，新一代普遍存在整理研究古籍的经验不足、专业思想不坚定等问题，使中医古籍整理面临人才流失严重、青黄不接的局面。通过本项目实施，搭建平台，完善机制，培养队伍，提升能力，经过近5年的建设，锻炼了一批优秀人才，老中青三代齐聚一堂，有效地稳定了研究队伍，为中医药古籍整理工作的开展和中医文化与学术的传承提供必备的知识和人才储备。

本项目的实施与《中国古医籍整理丛书》的出版，对于加强中医药古籍文献研究队伍建设、建立古籍研究平台，提高古籍整理水平均具有积极的推动作用，对弘扬我国优秀传统文化，推进中医药继承创新，进一步发挥中医药服务民众的养生保健与防病治病作用将产生深远影响。

第九届、第十届全国人大常委会副委员长许嘉璐先生，国家卫生计生委副主任、国家中医药管理局局长、中华中医药学会会长王国强先生，我国著名医史文献专家、中国中医科学院马继兴先生在百忙之中为丛书作序，我们深表敬意和感谢。

由于参与校注整理工作的人员较多，水平不一，诸多方面尚未臻完善，希望专家、读者不吝赐教。

国家中医药管理局中医药古籍保护与利用能力建设项目办公室
二〇一四年十二月

# 许 序

"中医"之名立，迄今不逾百年，所以冠以"中"字者，以别于"洋"与"西"也。慎思之，明辨之，斯名之出，无奈耳，或亦时人不甘泯没而特标其犹在之举也。

前此，祖传医术（今世方称为"学"）绵延数千载，救民无数；华夏屡遭时疫，皆仰之以度困厄。中华民族之未如印第安遭染殖民者所携疾病而族灭者，中医之功也。

医兴则国兴，国强则医强。百年运衰，岂但国土肢解，五千年文明亦不得全，非遭泯灭，即蒙冤扭曲。西方医学以其捷便速效，始则为传教之利器，继则以"科学"之冕畅行于中华。中医虽为内外所夹击，斥之为蒙昧，为伪医，然四亿同胞衣食不保，得获西医之益者甚寡，中医犹为人民之所赖。虽然，中国医学日益陵替，乃不可免，势使之然也。呜呼！覆巢之下安有完卵？

嗣后，国家新生，中医旋即得以重振，与西医并举，探寻结合之路。今也，中华诸多文化，自民俗、礼仪、工艺、戏曲、历史、文学，以至伦理、信仰，皆渐复起，中国医学之兴乃属必然。

迄今中医犹为国家医疗系统之辅，城市尤甚。何哉？盖一则西医赖声、光、电技术而于20世纪发展极速，中医则难见其进。二则国人惊羡西医之"立竿见影"，遂以为其事事胜于中医。然西医已自觉将入绝境：其若干医法正负效应相若，甚或负远逾于正；研究医理者，渐知人乃一整体，心、身非如中世纪所认定为二对立物，且人体亦非宇宙之中心，仅为其一小单位，与宇宙万象万物息息相关。认识至此，其已向中国医学之理念"靠拢"矣，虽彼未必知中国医学何如也。唯其不知中国医理何如，纯由其实践而有所悟，益以证中国之认识人体不为伪，亦不为玄虚。然国人知此趋向者，几人？

国医欲再现宋明清高峰，成国中主流医学，则一须继承，一须创新。继承则必深研原典，激清汰浊，复吸纳西医及我藏、蒙、维、回、苗、彝诸民族医术之精华；创新之道，在于今之科技，既用其器，亦参照其道，反思己之医理，审问之，笃行之，深化之，普及之，于普及中认知人体及环境古今之异，以建成当代国医理论。欲达于斯境，或需百年欤？予恐西医既已醒悟，若加力吸收中医精粹，促中医西医深度结合，形成21世纪之新医学，届时"制高点"将在何方？国人于此转折之机，能不忧虑而奋力乎？

予所谓深研之原典，非指一二习见之书、千古权威之作；就医界整体言之，所传所承自应为医籍之全部。盖后世名医所著，乃其秉诸前人所述，总结终生行医用药经验所得，自当已成今世、后世之要籍。

盛世修典，信然。盖典籍得修，方可言传言承。虽前此50余载已启医籍整理、出版之役，惜旋即中辍。阅20载再兴整理、出版之潮，世所罕见之要籍千余部陆续问世，洋洋大观。

今复有"中医药古籍保护与利用能力建设"之工程，集九省市专家，历经五载，董理出版自唐迄清医籍，都400余种，凡中医之基础医理、伤寒、温病及各科诊治、医案医话、推拿本草，俱涵盖之。

噫！璐既知此，能不胜其悦乎？汇集刻印医籍，自古有之，然孰与今世之盛且精也！自今而后，中国医家及患者，得览斯典，当于前人益敬而畏之矣。中华民族之屡经灾难而益蕃，乃至未来之永续，端赖之也，自今以往岂可不后出转精乎？典籍既蜂出矣，余则有望于来者。

谨序。

第九届、十届全国人大常委会副委员长

许嘉璐

二〇一四年冬

# 王 序

　　中医学是中华民族在长期生产生活实践中，在与疾病作斗争中逐步形成并不断丰富发展的医学科学，是中国古代科学的瑰宝，为中华民族的繁衍昌盛作出了巨大贡献，对世界文明进步产生了积极影响。时至今日，中医学作为我国医学的特色和重要医药卫生资源，与西医学相互补充、相互促进、协调发展，共同担负着维护和促进人民健康的任务，已成为我国医药卫生事业的重要特征和显著优势。

　　中医药古籍在存世的中华古籍中占有相当重要的比重，不仅是中医学术传承数千年最为重要的知识载体，也是中医为中华民族繁衍昌盛发挥重要作用的历史见证。中医药典籍不仅承载着中医的学术经验，而且蕴含着中华民族优秀的思想文化，凝聚着中华民族的聪明智慧，是祖先留给我们的宝贵物质财富和精神财富。加强对中医药古籍的保护与利用，既是中医学发展的需要，也是传承中华文化的迫切要求，更是历史赋予我们的责任。

　　2010年，国家中医药管理局启动了中医药古籍保护与利用能力建设项目。这既是传承中医药的重要工程，也是弘扬优秀民族文化的重要举措，不仅能够全面推进中医药的有效继承和创新发展，为维护人民健康做出贡献，也能够彰显中华民族的璀璨文化，为实现中华民族伟大复兴的中国梦作出贡献。

相信这项工作一定能造福当今，嘉惠后世，福泽绵长。

国家卫生与计划生育委员会副主任

国家中医药管理局局长

中华中医药学会会长

王国强

二〇一四年十二月

王序

二

# 马 序

　　新中国成立以来，党和国家高度重视中医药事业发展，重视古籍的保护、整理和研究工作。自 1958 年始，国务院先后成立了三届古籍整理出版规划小组，分别由齐燕铭、李一氓、匡亚明担任组长，主持制订了《整理和出版古籍十年规划（1962—1972）》《古籍整理出版规划（1982—1990）》《中国古籍整理出版十年规划和"八五"计划（1991—2000）》等，而第三次规划中医药古籍整理即纳入其中。1982 年 9 月，卫生部下发《1982—1990 年中医古籍整理出版规划》，1983 年 1 月，中医古籍整理出版办公室正式成立，保证了中医古籍整理出版规划的实施。2002 年 2 月，《国家古籍整理出版"十五"（2001—2005）重点规划》经新闻出版署和全国古籍整理出版规划领导小组批准，颁布实施。其后，又陆续制定了国家古籍整理出版"十一五"和"十二五"重点规划。国家财政多次立项支持中国中医科学院开展针对性中医药古籍抢救保护工作，文化部在中国中医科学院图书馆专门设立全国唯一的行业古籍保护中心，国家先后投入中医药古籍保护专项经费超过 3000 万元，影印抢救濒危珍、善、孤本中医古籍 1640 余种，开展了海外中医古籍目录调研和孤本回归工作。2010 年，国家财政部、国家中医药管理局安排国家公共卫生专项资金，设立了"中医药古籍保护与利用能力建设项目"，这是继 1982～1986 年第一批、第二批重要中医药古籍整理之后的又一次大规模古籍整理工程，重点整理新中国成立后未曾出版的重要古籍，目标是形成并普及规范的通行本、传世本。

为保证项目的顺利实施，项目组特别成立了专家组，承担咨询和技术指导，以及古籍出版之前的审定工作。专家组中的许多成员虽逾古稀之年，但老骥伏枥，孜孜不倦，不仅对项目进行宏观指导和质量把关，更重要的是通过古籍整理，以老带新，言传身教，培养一批中医药古籍整理研究的后备人才，促进了中医药古籍保护和研究机构建设，全面提升了我国中医药古籍保护与利用能力。

作为项目组顾问之一，我深感中医药古籍保护、抢救与整理工作的重要性和紧迫性，也深知传承中医药古籍整理经验任重而道远。令人欣慰的是，在项目实施过程中，我看到了老中青三代的紧密衔接，看到了大家的坚持和努力，看到了年轻一代的成长。相信中医药古籍整理工作的将来会越来越好，中医药学的发展会越来越好。

欣喜之余，以是为序。

中国中医科学院研究员

马继兴

二〇一四年十二月

# 校注说明

《见心斋药录》，清代见心斋主人撰。清光绪七年（1881）刊行。本书仅存孤本，无其他版本可供比对，故本次校注即以浙江省中医药研究院图书馆所藏清光绪七年（1881）刻本为底本，采用本校、理校、他校相结合的综合校勘方法，对原书进行了较为全面的校注整理。

1. 原书中的繁体字、异体字径改为当代规范汉字，不出注。

2. 凡底本因写刻致误的明显错字，给予径改，不出注。如感昌－感冒、雨雪淋沭－雨雪淋沐、准牛膝－淮牛膝、绝纶－绝伦、伸吟－呻吟、力年－历年、苦脑－苦恼、竦椒－辣椒。

3. 前后文用字不一致的，据文义，统一为现代规范用字，不出注。如前文为"练武"，后文是"炼武"，则前后文统一为"练武"。

4. 为尽量保留原书原貌，通假字不采用径改方式，如文中多次出现，则在首见时出注说明。

5. 原书中药名称有俗写者，依《药典》或《中药大辞典》径改，不再出注。如斑毛－斑蝥、山查－山楂、枝子－栀子、莺粟－罂粟等。

6. 原书为竖排版，现改为横排，校注稿中将指代上下文之"右""左"一律改为"上""下"或"前""后"。如原文中"列于方左"改为"列于方后","详服法于左"改为"详服法于下"。

7. 原文例言、计开等每条句首表示列举分承的符号"一"删去。

8. 原书目录与正文的方药名有多处不符。为统一药名，此次对方药名的整理主要采用5种处理方式：①据目录改，如正文名"神奇专断哮吼宁肺达气剪根丸"，据目录改为"哮吼宁肺达气剪根丸"。②据正文名改，如目录为"身体狐臭神妙天香散"，据正文改为"狐臭天香散"。③目录名与正文名不同，但无明显的优劣之分，取目录名。如目录为"产科月内却病去瘀金篦丸"，正文为"产科安母却病去瘀金篦丸"，正文名据目录名改。④目录名称与正文名称有不同处，也有共同处，取共同且达意者，目录与正文均改。如目录名为"蛇蝎毒蛊疯犬等毒降龙尺木丹"，正文名为"立效蛇蝎毒虫疯犬伤降龙尺木丹"，整理后目录及正文名均改为"降龙尺木丹"。⑤其他。由于该书方剂均无药物组成，故有些方名中能够体现部分组成药物的名称将给予保留，如目录为"达气行滞消食饼"，正文名为"参桂达气行滞消食饼"，则目录据正文改。为尽量保留此书的原貌，凡上述改动均出注说明。

9. 原文漫漶难以辨认者，以虚阙号"□"按所脱字数补入。

10. 原文过长，未划分段落的，校注时根据内容酌情划分。

# 自　序

　　药之上者，服之形神俱妙，太上之宝也。秦汉帝王尝竭财力而不可得。药之次者，服之延年驻颜，真仙之丹也，虽怀随珠卞璧以求之，而世亦不可一得。药之又其次者，服之解危回生，神医之刀圭也。然禁藏肘腋①，时出之以自显，其妙能而无因者亦不可必得。药之为用大矣哉！抑亦难矣！夫扁鹊、仓公、华元化、秦越人②辈，其所以能神且妙者，药助之耳。然药法高妙，秘密无传，固非世人所能知，更非世所得售也，何今日轻视乎药而售者之多且易也？

　　夫药系人之生死，责至重也；参三才之造化，道至微③也；准古今之可否，学至深也；格万物之技能，工④至邃也。嗟乎！彼贪鄙逐利侩徒，药材非道地，制炼不如法，以假作真，姑无论矣。即世俗庸陋辈，或泥执古方，

---

　　①　禁藏肘腋：禁藏，官府库藏。《史记·平准书》："而胡降者皆衣食县官，县官不给，天子乃损膳，解乘舆驷，出御府禁藏以赡之。"肘腋，切近之地。《三国志·蜀志·法正传》："主公之在公安也，北畏曹公之强，东惮孙权之逼，近则惧孙夫人生变于肘腋之下。"此处，"禁藏肘腋"意为"藏在身边，轻不视人"。

　　②　秦越人：此人与前述扁鹊并列为名医，或为误笔。后文见有"华佗长桑公""华佗青囊长桑公秘方"等，此处或指长桑公。

　　③　微：精妙。

　　④　工：技能。

或谬参育①说，或随意加减，或高谈五行，或伪称秘传，或易名钓利。在售药者，嗜欲熏心，冒昧从事，又安望其灵验哉？且丸散等品，原以救人之急而应不时之需，乃以有用之钱市无用之药，则人亦何必购此乎？售之者橐载②，幸此而铿然固乐③矣。然而世人可骗，上天难欺，而售之者亦何乐乎为此耶？误己误人，不亦可愧之甚已乎？

吾愧之，吾又悯之，因统会所读方书，研审精义，尚论真旨，或采前人之当语，或抒一己之习见，或由西南洋各国心传，或受五岳洞天秘诀，或得异人秘授，或经綮胗④所参究，分门别类，各有师承。至推考病源之真谛，配合群药之奥理，凡治一症，立一方，用一药，初为古今医书所未及，艰难辛苦，积数十年而始成。所有膏、丹、丸、散、药酒、药饼、药胶、药油、药水等项，皆能药到病愈，百不失一，诚独步奇药也。

乃药虽验且奇，亦自以为奇耳。每药一种，只能治一病或二三病耳，何奇之有？今市中之某丸某散者，每种列能治病神效者数十条，试以十数种汇计之，几无病不可治矣。以此而论，则余药不逮矣！亦不奇矣！然一究其药之



---

① 参（sān 三）育：参，同“叁”，指天、地、圣人三者。《中庸·尽性章》：“能尽物之性，则可以赞天地之化育；可以赞天地之化育，则可以与天地参矣。”“参育”意“天人合一”。

② 橐（tuó 驮）载：袋装车载。

③ 铿然固乐：指因售药获利而乐。

④ 綮（qìng 庆）胗：綮，本指筋骨结合处，后喻事物之关键；胗，同“诊”。“綮胗”指“关键的诊疗活动”。

验否，并核其所验之病与所列之条果符合与否，则余药又独步矣！又验且奇矣！虽不能活死人，肉白骨，夫起奇疾于将危，续性命于初绝，则有同探囊取物焉。吾于是欲人己之同益，窃孤陋之难安，乃精选奇上料品泡炼，为仅出以济世。计得药八十余种，可治男妇小儿内外各病数百余款，复于每种药赘以考核症候的述一则，集成一部，因颜①之曰：见心斋药录。录成付之梨枣②，以便随药远扬，使人人因录以求药，明录以用药，庶可多救人命，同登寿域也。夫以"见心"名之者，以其纯存利济天下之心，非仅沾沾于利以取便一己为也。但膏丹无识认，真假且莫辨，则其药难见矣，又安能见其心哉？然而服吾药者有奇效，即知吾之于药也有独真，则其利济天下之心亦于是乎可见矣。虽然，本斋济世之真心亦惟服吾药者知之，本斋自失之③而已，又何必宣示于人而嚣嚣置辨④也哉。今缘是录之成并表而出之，特书以志意。

光绪辛巳季夏上澣⑤见心斋主人自书

---

① 颜：颜面。此指为书标名。

② 付之梨枣：刻版刊印书籍。梨枣，旧时刻书多用梨木、枣木制版，古称书版。

③ 自失之：没有遗憾。《梁书·列传第二十三·邵陵王纶》："高祖叹曰：'自我得之，自我失之，亦复何恨?!'"

④ 辨：通"辩"。

⑤ 上澣（huàn 换）：澣，同"浣"。"上澣"即"上浣"，月之上旬。

# 例　言

药录非如近时泛常藉端钓利①之书，乃系本斋主人历年积学，呕尽心血，始成是录。一心教人认清症候，使用药无讹而获大益。故于病症奥旨，层层发论详明，考订真悫②。阅之者诚不啻良师在前，益友在右，面提而耳译也。窃谓此录既大益于购药诸君，且将有助于攻医雅士。凡欲看者，每部取回纸价，如买药三大元，或数大元者，均一体赠送一部，以便自行查阅，不另取价。

本斋主人初非卖药佣也，亦非嗜利侩也，然独藏奇方，不忍不出以救世，而自因贫困，又不得不卖药以谋生，所谓利己利人，不亦可乎？倘诸君有大疾而不知求之者，必有诮之，以当面错过者矣。

尝闻佛氏③云：救人一命，胜造七级浮图④。夫是录中各药，诸君用而有灵，能广为传布，以告困苦而无所拯救者，令其各得立地解脱厄难，皆大欢喜，犹造浮图耳，功德其有艾⑤乎！鬼神有知，于其人当亦钦肃不惶矣。

---

① 藉端钓利：借故以获利为目的。藉端，借故。
② 悫（què 确）：谨慎。
③ 佛氏：佛家，佛门。
④ 浮图：又作浮头、浮屠、佛图，佛陀之转音。佛教建筑可称浮图，此指高塔。
⑤ 艾：止，绝。

每一种药拟有症候方单，购者自行查阅，对症服药。

某种药治某种病，有一定之理，不可淆乱互服。

每一种药，方单载明治一二种病，或数种病不等。其治一二种病者，勿以少而轻视之，其能治数种病者，亦非故意多列，诳人图利。总之，求其药实有灵验，始敢胪列[1]，勿泥治症之多寡，用者须知之。

方单未载之症及他症之相疑似者，不可以私心揣度，随意任服。

方单所载见某症候加某某药若干为引，其道理奥妙，至当不移，亦必照加，切勿轻以置之，又勿从中私意再加药引。

方单所载服药戥分轻重[2]及丸数多寡，不可自行加减。

方单所载外科涂搽及一切法度，必须照单。

方单所载某病至某症候无治，则不必服，服亦无益，谅之。

方单所载忌食物件及禁戒一切，必须遵照，否则其药不灵。

服本斋各药，如有因他故而忽中止者，其病未全愈，其根即未断也，勿谓本斋药力之不纯也，服药者知之。

服本斋各药，不可兼服他药以败其功而反诬此药

---

① 胪（lú 卢）列：罗列，列举。

② 戥（děng 等）分轻重：剂量之大小。戥，称量金、银、药品等的精密衡器。

无效。

　　本斋各药系售与信心诸君，倘有疑虑者，请勿赐顾。

　　本斋各药实价无二，不折不扣，库平交兑①。

　　丸散等项原无认色②，一经出兑，不得退换。

---

　　①　库平交兑：公平交易，钱货两清。库平，清代银两所用之衡量标准；
交兑，交换。

　　②　认色：可辨认的容色。该处指丸散成药外观上无法识别药物组成。

# 目　录

# 卷　一

## 内科目录

---

　　①　彭老守身丸：原为"延年百补彭老守身丹"，据正文改。

　　②　通灵仙草断瘾除毒洗心丹：原为"立戒鸦片通灵仙草断引除毒洗心丹"，据正文改。

　　③　罇：同"樽"，原指酒器，此处指盛药容器。

　　④　痧症九转追魂定命丹：原为"霍乱瘟痧九转追魂定命丹"，据正文改。

咳嗽耘肺丹　　　　　　　　每大盒价银壹两肆钱肆分

　　　　　　　　　　　　　中盒价银柒钱贰分

　　　　　　　　　　　　　小盒价银叁钱陆分

明目彻视回瞳洞景丸　　　　每盒价银柒钱贰分

黄病华岳太素丸　　　　　　每大盒价银贰两捌钱捌分

　　　　　　　　　　　　　小盒价银壹两肆钱肆分

遗精黄房聚宝丹　　　　　　每大罇价银肆钱

　　　　　　　　　　　　　小罇价银贰钱

化痰草宝膏　　　　　　　　每大盒价银肆钱肆分

　　　　　　　　　　　　　小盒价银贰钱贰分

开天赞育膏①　　　　　　　每大贴价银肆钱

　　　　　　　　　　　　　小贴价银贰钱

　　　　　　　　　　　　　加料大贴价银柒钱贰分

　　　　　　　　　　　　　加料小贴价银叁钱陆分

人参秘制纠神开慧金科
三捷丸　　　　　　　　　　每盒叁丸价银叁钱陆分

　　　　　　　　　　　　　加料每丸价银贰钱肆分

时症吐泻禹功丸　　　　　　每丸价银壹钱捌分

　　　　　　　　　　　　　每盒肆丸价银柒钱贰分

头眩脑痛定风珠丸　　　　　每丸价银壹钱贰分

　　　　　　　　　　　　　每盒陆丸价银柒钱贰分

---

① 开天赞育膏：原为"种子开天赞育膏"，据正文改。

痨蒸洗骨银河丸　　　　　每丸价银壹钱贰分

　　　　　　　　　　　　每盒陆丸价银柒钱贰分

肝脾胀痛入口笑丸①　　　每丸价银柒分

　　　　　　　　　　　　每盒拾丸价银柒钱整

哮喘宁肺达气剪根丸　　　每大罉价银陆钱

　　　　　　　　　　　　小罉价银叁钱整

寒热疟疾雷火珠丸　　　　每丸价银壹钱贰分

　　　　　　　　　　　　每盒陆丸价银柒钱贰分

隔食呕水开膈火莲丸　　　每大盒价银柒钱贰分

　　　　　　　　　　　　小盒价银叁钱陆分

化癥愈蛊药王丸　　　　　每丸价银壹钱贰分

　　　　　　　　　　　　每盒陆丸价银柒钱贰分

吐血仙剑斩红丸　　　　　每大罉价银壹两

　　　　　　　　　　　　小罉价银伍钱

撞红成损潮音丸　　　　　每服价银伍分

红白恶痢妙解拈痢丸　　　每大罉价银壹两

　　　　　　　　　　　　中罉价银伍钱

　　　　　　　　　　　　小罉价银贰钱伍分

小肠气疝气神捷摘铃丸　　每大盒价银捌钱

　　　　　　　　　　　　小盒价银肆钱整

肠红血见愁丸　　　　　　每大罉价银壹两

---

　　① 肝脾胀痛入口笑丸：原为"肝脾疼痛呕酸吐水入口笑丸"，据正文
改。

| | |
|---|---|
| | 小罇价银伍钱整 |
| 灵宝通关吉祥散 | 每大罇价银肆钱 |
| | 中罇价银贰钱 |
| | 小罇价银壹钱整 |
| 三奇药茶饼① | 每盒拾陆块价银贰钱 |
| 参桂②达气行③滞消食饼 | 每盒价银贰钱 |
| 开喉亮④音振声饼 | 每大罐价银壹两肆钱肆分 |
| | 小罐价银⑤柒钱贰分 |
| 醒酒梅花饼 | 每大盒价银柒钱贰分 |
| | 小盒价银叁钱陆分 |
| 四匮暖脾姜 | 每大罐价银壹钱陆分 |
| | 小罐价银捌分 |
| 变老和阳星精龙髓酒⑥ | 每大瓶价银壹两贰钱 |
| | 小瓶价银陆钱 |
| | 加料大瓶价银贰两 |
| | 加料小瓶价银壹两整 |
| 伤酒疯痪如仙露酒 | 每大瓶价银壹两肆钱肆分 |
| | 小瓶价银柒钱贰分 |

---

① 三奇药茶饼：原为"外感三奇药茶饼"，据正文改。
② 参桂：原无，据正文补。
③ 行：原脱，据正文补。
④ 亮：原脱，据正文补。
⑤ 银：原脱，据正文补。
⑥ 变老和阳星精龙髓酒：原为"男子百补变老和阳星精龙髓酒"，据正文改。

| | |
|---|---|
| 追风除湿大洗髓酒① | 每大瓶价银叁钱陆分 |
| | 小瓶价银壹钱捌分 |
| 遵古真方参贝②橘红 | 每罐价银伍分 |
| 养阴润腑妙制燕窝胶 | 每罐价银柒钱贰分 |
| 真料世行卫生丸 | 上料参茸每丸价银壹钱捌分 |
| | 上料加桂每丸价银叁钱陆分 |
| | 加料参茸每丸价银叁钱陆分 |
| | 加料加桂每丸价银柒钱贰分 |
| | 极品加料参茸每丸价银柒钱贰分 |
| | 极品加料加桂每丸价银壹两肆钱肆分 |
| 世行参茸戒烟丢枪丸③ | 每两价银贰钱四分 |

## 中风瘫痪南斗注生④丹

中风乃急症，有陡然晕绝者，有口眼歪斜者，有手足

---

① 逐风除湿大洗髓酒：原为"手痿足废迫风除湿大洗髓酒"，据正文改。

② 贝：原为"见"，据正文改。

③ 世行戒烟参茸丢枪丸：原为"加料世行参茸戒烟丢枪丸"，据正文改。

④ 南斗注生：语出晋代干宝《搜神记》卷三："南斗注生，北斗注死。"道家认为，南斗星主管人间之生，北斗星主管人间之死。人自受胎之时起自南斗星管辖之下逐步转由北斗星管辖，亦即由生到死。《搜神记》载南斗星助人增寿之事，后以"南斗注生"喻"延寿"。

不便者，有半身不遂者。医论之，曰真中风，曰类中风，曰风中脏，曰风中腑，曰外风引动内风，曰中风非风。所用之法，若补阴、壮阳、散风、去痰、除湿、活络。所用之药，若活络丸、回生再造丸等剂。汇而计之，寸楮①难罄，大抵皆未明病源，求痊不得。

某考此病在人脑。盖脑者，血气精液根蒂于是②，迨一身之线索也。或脑中来血、回血管有一或塞，或脑部递布全体之白筋③有变坏，或脑部浆质本体有一处或半边干缩或变韧，或因跌打撞碰，或因醉后、房后、劳后，或因忽受外感，皆足至此病，其病根在脑部也。

是药也，壮脑髓，健元神，育真精，启魂摄魄，通达性灵，和流气血，发荣枯质。药沾唇而病即除，浅者一服而愈，若年老病深，多服乃痊。有病者试之，定不以予言为河汉④也。

计开⑤

猝然倒地，中风不醒人事，牙关不开，先以牙皂末捣乌梅肉擦两腮内肉，其口自开。开后以药丸二开⑥，酒调灌之，少时腹内雷鸣一声，其人即醒。若症十分紧急，或

---

① 楮（chǔ 楚）：纸之代称。

② 是：此，这。

③ 白筋：据上下文，"白筋"应指"神经"。

④ 河汉：空话。语出《庄子·逍遥游》："吾惊怖其言，犹河汉而无极也。"

⑤ 计开：逐项开列。

⑥ 开：该药每一大丸四等分，每一等分为一开。

打去一牙灌之，或以骨角器托开牙齿灌之。

救醒后，或舌强难言，或手足偏瘫，或瘫处痛肿麻木，或痰响如雷。每日服药二开，分二次，以青蒿一钱，煎汤调服，日日如是，总以毫无所欠，事事如恒为度。

中风症之轻者，或未晕厥，或手足略觉不便，每日服药一开，以桑枝二钱，煎汤调服。

此丸服至中风已愈。久服、常服更使身体强旺，或愈后加服彭老守身丸，则更易体壮。

手足瘫废，麻木痛肿者，加以秘制火龙膏贴之，更易涣然而起。

中风病切戒鱼、虾、海味等滋阴腻膈之品，并参、芪、术、附、龟、鹿、地黄等药，酒色等事，糖醋等味，犯则其药不灵，而病更甚。

此丸乃中风症最妙之品，既用之，一切药不可再尝，以淆其力。

平人手足痿软顽麻，腰腿常见酸痛，服去湿之药无效者，每日服一开，以防风一钱，松节一钱，煎汤调下，自愈。

跌打金刀多年损伤，遗累筋骨，阴雨即觉痛酸者，每发时，日服药一开，刘寄奴钱半，煎汤下，愈。

中风已愈，每年交节气日，宜服药一开，沸汤下，三四年后乃可不服，此顺时扶助以求万全也。

中风症若为医所误，已成痼废，肢节弯损，常服一开，桑枝煎酒下，轻者可渐愈，重者可保命更长。

产妇或因流血过多，或用力过度，忽然晕死，以药一开，酒调，灌之自醒。醒后可再服一开，丸尽乃止。每日并加服当归四两，荆芥穗钱半，煎剂。

中风各症有轻重，轻者或服一丸而愈，重者或服多丸而愈，病者宜知之。

此药丸本斋以每一大丸分定四开，贮于一大蜡壳内，而每一开仍以小蜡壳分贮之，以便用者逐开取用。

## 彭老守身丸

自古传长生不老之方以千数，然无一效者。或曰，尽传之者妄乎？曰：否。伪以淆真，盖得正传者几希。夫神仙导引，不药而化，尚矣。其法不载方书，抑如益寿延年，尤不在班龙、十全、八珍、赤脚大仙丸之品之中也。世之竞骛①者，如眯目道黑白，适足以见笑耳。

夫医者，意也。诚则明，变则化，天下惟见理之极者，若或不近于理。昔吾师授以秘方，奇而法，余奉之久，试之辄立效，然间出视当今巨手、号称赫赫然儒理名医，咸唾之。会老友痰喘气馁，肢体拳瘘②，掌白血竭，

---

① 骛（wù悟）：追求，强求。
② 肢体拳瘘：肢体蜷缩瘘弱。拳，肢体弯曲貌。《颜氏家训·勉学》："手不得拳，膝不得曲。"

阳废①鬓班②，参茸术附以代粳，而衰痨③如昨，名医束手凡几辈。某制此药赠之，甫④百日，腰壮面丰，体泽气和，健步善啖，掌如裹朱，瞳光耀耀。某更见顶颐有须发黑彻至根者，老友复耳语以痿阳勃起，思云云比少壮而益健。某于是时，随投多人，有体健者，有诞男者，有将就木而更回春者。某虽善其用，而犹未神其解，及参西法考厥⑤方，始恍然悟矣。

夫人脑及脊络，壮衰所倚，小儿囟未合者，脑未满，脊髓未充也，是以束颐绾舌之脑气筋簧⑥，力皆不足，口流涎沫，知识不达，难以发辞，下则足髓未完，屡软无力。迨囟渐合，髓渐完，而体即渐壮矣。及年老，脑髓耗，以次衰惫。耄耋⑦之精力日减，与婴幼之精力日增反。覆推之，其理自在。

是药也，揭天精，摛⑧地华，水火既济而后成，能填精卫，能养元神。斯诚不恒经见之法也，不必侈言益寿延年而自寿无不益，年无不延也，服之者知之。

---

① 阳废：废，衰败。据后文，此指阳痿。

② 班：通"斑"。段玉裁《说文解字注·文部》："斑者……又或假班为之。"

③ 衰痨（tuí 颓）：衰退，衰败。

④ 甫：刚刚，才。

⑤ 厥：代词，其。

⑥ 束颐绾舌之脑气筋簧：控制面部及舌的功能的神经。"束""绾"，约束、控制；颐：面颊。脑气筋簧：脑神经。

⑦ 耄耋（màodié 冒迭）：八九十岁，高龄。原作"髦"，据文义改。

⑧ 揭天精摛（chī 吃）地华：汲取天地之精华。摛，散布。

计开：

年未过三十，身弱者，每卧时服十六粒，百沸汤送下。四十外者服三十丸。身极弱者服六十粒。妇人服法同。

## 通灵仙草断瘾除毒洗心丹

鸦片乃毒人之物，然好之者所在多有。好之久则成瘾，有瘾成而终身不之悔者矣。世之洁修自爱者，误入迷途，解免无路。昔林文忠公①悯之，立方十七味，惜用烟灰，随瘾之大小加减以为引。厥后，戒烟方迭出，率用烟土、土皮、烟渣、罂粟壳等，罔市射利，殊不知吮烟不过吸气，而服药则更食烟质，非徒无益，而又害之，宜乎？戒不能断瘾，且有瘾加大者，且有吮烟后必加食药而始可者。

夫人非木石，何遽②为鸦片所愚？以其能却小病，振精神，壮房术。一灯红豆，半榻青霞，闲雅莫是过焉，而流毒入骨髓矣。盖因人身脑与血液惯受烟气，一经失吮，百病骤兴。头眩腰酸，肩如负，足如坠，腹如辘轳，肠鸣胃呕，噎逆③咳嚏，肤寒肌栗，一心渴念烟之所乐，而涕

① 林文忠公：林则徐，林文忠公为其谥号。

② 遽（jù 具）：就，竟。《淮南子·人间训》："塘有万穴，塞其一，鱼何遽无由出？室有百户，闭其一，盗何遽无从入？"

③ 逆：原作噎，逆之俗字。

泪不自知何从。此时享以侁①饭不知美，进以软羹不知恶，非烟不足以疗痼而使委顿者勃然兴也。抑且吮吸多年，肩耸面黑，腰弯背曲，痿阳绝产，皆由精血受制于烟，伤诸内而形诸外也。

尝考西洋格物②新法，推求烟质烟毒。此物在西国非以假枪斗灯火，签炙以饵人也，亦医者所谓治病一要药耳。此药新者色白如乳，晒干则黑，名曰罂粟花。其结果沥浆，味极苦，能止痛，敛气，助脑，厥功甚伟。然过服则脑气不能胜，能令人暴亡。于是用法分化考核，杂他物多种，合成为洋烟。其质有主敛血者，有主醉迷者，有主提神者，有主助脑者，有主醒眠者，有主助血快行者。其中，主醉迷者为最毒，人之吸之，日久则周身血质渐变稀③薄，因而唇白，面带青黄黑灰气。脑体渐变，则令目光无彩；肝中时有停血，则令胃液渐少，难以化食；脑筋变坏，则令精力不能久持，阳亦多痿；以及肺体敛缩，则肩耸多痰喘；脊髓槁枯，则身尪④多盗汗。此皆中毒所由来，宜何药以拒之，宜何药以攻之，恐非逐逐者⑤能有把

---

① 侁（gōng 公）：丰盛。

② 格物：穷究事物的道理。出《礼记·大学》："致知在格物，物格而后知至。"

③ 稀：原作"浠"，据文义改。

④ 尪（wāng 汪）：脊背骨骼弯曲。

⑤ 逐逐：意谓"急于获利"。逐，追也。

鼻①也。

此药力究根源，详加配制，能替烟之力，能解烟之毒，能除烟之迹，摄元神，养元气。凡新瘾服七日即革②，若数十年大瘾，服二十一日断无不革者，且革后无庸③服药补益，斯即调和血气，峻补精神，寓于其中矣。

服法：每烟瘾一钱者，服药一钱，瘾大者如数递加之，日食烟若干次，其药亦服若干次，第一日服一钱，第二日减服五分，以后递日减半，药尽则瘾断。瘾断而又试吮之，则复瘾必速。戒一年者吮一二日即复，戒二三年者吮四五日即复，戒六七年者吮一月即复。复瘾者之不自爱固甚，则亦有负此婆心苦口多多矣。若夫心实酷嗜，口妄言戒，药姑试之，烟又吮之，或窘于境，或偾④于事，或奉亲长之苛责，或受友朋之规劝，痛改自新，显饰于貌，而其心惓惓不置，相倚为命者，势必大无聊赖，而咎药之不灵。噫！非药之不灵也，天生斯人之不灵耳，自古未有心不诚而可以乞灵者。勉之哉！勉之哉！

计开：

服药若不能眠，煎冬桑叶五钱，川郁金二钱，甘松五分，服之。

---

① 把鼻：凭证，证据。沈嵊《绾春园·失诗》："我与你纵是后会有期，将甚么做个把鼻？"文中引申为把握关键之处。

② 革：除，消。

③ 无庸：无须。

④ 偾（fèn 奋）：毁坏，败坏。

服药有梦泄，煎青莲子心二钱，龙胆草三分，服之。

服药有肚痛，煎黑附子三钱，槟榔二钱，服之。

服药有肝胃痛，煎元胡三钱，荜澄茄三钱，服之。

服药有齿痛、头痛，煎冬桑叶三钱，地骨皮三钱，桑螵蛸钱半，服之。

服药有痰，煎陈皮一钱，莱菔子二钱，服之。

服药口干，煎竹茹五钱，服之。

以上乃各人脏腑受毒不同，服药各有差等，开列上方，若无他病，专服药丸也可。

## 心跳怔忡凝慧拱辰丹

怔忡之症起于脑。脑者，灵之所萃也。脑派五十二总根，诸体之运动系焉。心窍启闭一次，肺中呼吸一次，百骸接血一次，布列之脑筋舒缩振运一次，心即随而跳动一次。如脑力失常，各脏先失功用。心窍动，膜中之脑筋乱动，即心跳突突。跳之急，膜力用竭，人即晕厥。久之，膜力渐回，始能苏醒，然病轻者不至此也，惟得病既久，脑质渐坏，人遂健忘，重则如痴如癫。欲疗此疾，非深明安养心窍之动膜以补脑质之耗损不足以言治法。

是药也，能补血之质，能补肾之精，能和元气，能通脉络，能壮精神，能补脑质。患怔忡者服之即安，久之而身体健，且益人智慧不少，然非身尝者岂能领略其精妙耶。

计开：

心跳怔忡不安，闻响着惊即发者，清茶下。

心跳恍荡不安，身浮神炫，面白潮热，手足尖冷，头额盗汗者，冬桑叶一钱，煎汤下。

久患心跳怔忡，人神渐呆者，远志一钱，煎汤下。

心跳怔忡，每发则晕厥不知人事，醒后仍心跳不止者，黄芩三分，煎汤下。

常患心跳怔忡，胃不欲食者，泽兰二分，煎汤下。

心跳怔忡，健忘世事，神思恍惚者，甘松五分，煎汤下。

平常人夜不安枕，梦中常有盗汗，心跳惊醒如人捕捉者，小茴一分，煎汤下。

平常人因忧思劳瘁过度，面枯神短者，雷丸三分，煎汤下。

平常人因耳常蝉鸣闭声者，薄荷梗一分，冲沸水下。

妇人行经之时，面白腰酸心跳头晕者，川续断二钱，煎汤下。

平常人身虚血少，面青唇白，百凡痿懒，五心燥闷者，知母五分，煎汤下。

此丸轻症早、晚每吞一丸，稍重症每吞二丸，次重症每吞三丸，极重症每吞四丸。无论症之轻重，入口即安，旬日身健而精神焕发，血气滋荣，久服更佳。若症之极重，照服，每次四丸而心犹有未安者，不妨稍加一二丸，惟药力峻补，当细心斟酌而为之。

## 痧症九转追魂定命丹

发痧乃急症，其变万端，有忽然厥去者，有四肢冰冷者，有腹疼如绞者，有霍乱吐泻者，有头晕大汗者，有干呕无物者，有手足抽缩者，有四体转筋者，有鼻流鲜血者，有身发寒热者，有周身如缚者，有腰疼如割者，有胸痛如压者，有缩乳、缩鼻、缩耳、缩颐、足掌反向足根者。治之得法，则反危为安，治不得法，顷刻不救，或因此变成他症，辗转而死，可不慎欤。

上古医书并无论说，盖此病起于中古也。然名医代出著书，率晦病源，或名为遁尸，或称为卒死，或指为白虎病，或指为飞尸，或指为中恶，或名为五尸，或名为时气，或名为急瘟。故其用药无非取犀角、羚羊、雷丸、虎骨、雄黄、丹砂，以辟不祥。见其作呕，则加丁香、干姜、青皮等药；见其手足厥冷，则加吴萸、丁香、肉桂、麻黄、细辛等药；见其身现蓝色，则加元胡、大黄、天麻等药。只据阴阳五行之虚理茫昧立方而能疗其病者几何？且有用鬼羽箭、铁锤柄以之锤鬼射鬼，甚有杜造杀鬼等方，详注某人传受，鬼见此药，头痛脑裂等说，此医之妄更甚于医之庸也。他如红灵丹、万灵丹、辟瘟丹、诸葛行军散，唐栖痧药，内用冰麝，略能开窍，病之轻者服之，亦稍见功，若遇重病，则因此变症，暗受其害。世无善医，考究不精，故疏鄙者得以藏拙至今日也。

某参详医理，历有年所，非敢自诩高明，将受病之源约略言之。考得人身内脏外体，皆血管气筋组织而成，其血管有递血来、递血回两种。递血来之总管在心窍，递血回之总管过肺而入心窍。盖回血之管血质已含浊气，必过肺呼出，再吸生气，将回血管紫色之血变为赤血，始再入心，以待发血管递之前行，此大较也。

又用显微镜考察，凡人周身汗孔，与呼吸相反，呼则汗孔开而泄皮内浊气，吸则汗孔合而全不吐气，盖汗孔能泄浊气而不能吸生气。若汗孔有故，开合不常，则皮内浊气渐积渐多，血质渐瘀，人即不能支持，身重头胀，百苦俱生。

又用冷热水银表测验身体，考其热时度数以六十余度为正。若热天令血过受其热，初时血不能耐，将血中液水化为大汗，淋漓而出。但出汗既多，血质渐浓，浓则运行费力，接换天空生气，呼出体中浊气亦费力。若更受日蒸，则血受热过分，瘀滞变病。

又测知血质最清最洁，不容稍杂别物，惟天空之生气，刻不能缺，其余如臭水之气、腐朽草木之气、粪污之气、动物坏烂之气、山岚湿蒸之气、病人蒸灼之气，有所感吸，皆败血质而作骤冷骤热矣。或暍①人骤洗凉水，忽逼日热入血，或逢暴雨嗅感土鲤②，皆令血质坏变。此时，血稍凝滞则病，或全凝不通则死。是宜审其凝滞何处而成厥病之外状。如在胃则呕，在肠则泻，在脑则厥逆，在回血管则血不能旋转而手足麻冷，在心则心痛如筑③，在肝则腋痛如锥。回血管之血渐聚渐多，则身重头痛，太阳跳动，心胸恶闷。若积血压逼脑气筋则痛，在肠则肚腹绞痛，在胃则胃痛，在心则心痛。有时积血压紧脑气总筋，则周身抽缩，双眼上视。若在手之脑筋为血压紧则抽筋，在足亦然。若血忽聚内脏，忽布四肢，则阵冷阵热。斯皆痧症发病之源，非泛常论说也。

此药详慎配成，神效无匹，无论其变万端，服之无不立愈者。居家出门，皆宜预储，其有所试矣，将必誉之不遑，而断无或毁也。

计开：

中痧暑或霍乱吐泻，或绞肠疼痛，或头晕抽筋，或不省人事，灌入五粒立愈。

猝然倒地，热行晕眩，服下五丸即愈。

此丸每服，壮人十丸，平人五丸，小儿三丸，均用开水或温茶送下。举凡痧暑危症，只要心尚跳动，一经入

---

① 暍（yē 喝）：伤暑。

② 鲤：现作"腥"。

③ 心痛如筑：指心胸刺痛。《简明医彀》卷之五："心胸筑痛，两胁似有针刺，疼痛不可忍。"

口，无不安痊。若晕迷不醒，研灌之后，醒定应再一服，以解余痧之毒。

此丸专治暑热痧毒瘟疫百般奇症，其余别症，不能调治，慎毋以治痧神效，则他病皆乞灵于此也。

## 咳嗽耘肺丹

出一声为咳，连出多声为嗽，肺之病也。夫肺质甚嫩，功用极劳，举凡心运血，脑运思，舌咽物，脾化食，喉发音，大肠下粪，膀胱下尿，肾泄精，无不舒缩以助厥用。人或过受饥渴，或垫跌打撞努挣，或久居湿地，或暑风侵感，或面热口干急饮凉水，或夜多不眠，酷嗜晏①戏，或雨雪淋沐，常披湿衣，或饮酒过量，或好色如狂，日交数次。有一于此，必坏其肺。

肺本缟红②，老年渐紫；肺本绵软，老年渐实。若其坏时，必先发大小凹凸多点，其形青、黄、赤、蓝、棕、灰不一，渐吐黄痰、白痰、胶痰、白沫稀涎不等。有肺痿而成痨者，有肺坏而成哮吼者，此其大略也。

某是丸，安肺质，通肺管，理肺膜，达气化痰涎，消硬粒，和血舒液。如肺未枯溃者，服之即乎善，久咳嗽者亦将得此而肺病悉除矣，知我者宜急求之。

---

① 晏：晚，迟。
② 缟红：淡红色。缟，素绢色。

计开：

小儿不论早晚，一切各种咳嗽，其起因感冒者，苏叶一分，防风三分，煎汤下。

小儿一切咳嗽已久，非因感冒而起者，薄荷梗二分，甘草三分，煎汤下。

男妇老少一切咳嗽，其起因感冒者，薄荷梗五分，甘草钱半，煎汤下。

男妇老少一切咳嗽，不因感冒而起者，清茶下。

服此药，戒海味、鱼虾、莱菔、生果、生冷，并一切补腻之食物、药品等。

既服此药，不可再服他剂，以败其力。

此药小儿每服一丸，十五岁内每服二丸，大人每服三丸。六十至七八十岁者，服法照小儿。早、午、晚每日三服，咳嗽十年至二三十年者，二七日、三七日必愈，轻症一二日即愈。服药不愈，肺已坏透，不能再治。

## 明目彻视回瞳洞景丹

师曰：天下无目乎，是目可弃，今有目矣，而视如无目者，岂目之本性哉？迨老年衰颓，或眼疾锢害而使然耳。夫穿金透石，太上藏洞垣之方，而鉴幽烛微，神霄秘彻视之道。彼衰且老矣，而双瞳炯炯，其生质奇异耶，盖亦术至之耳。来，余与尔言。

夫目者，脑髓之英华，真神之窟宅也。瞳者，光气之锋锐，真精之注的也。光生于明，明生于精，精生于气，气生于玄。玄也者，非物自呈其影，亦非目自绘其形。觉之觉之，不自我先，不自我后。盖三元阖摄，五气蒸腾，洞慧交彻，自生光明。玄乎玄乎，躯壳中妙，有所发注耳。今受子以回瞳洞景之丹，昔师之秘也，益玄气，培元精，壮玄神，非参、芪、桂、附之凡材，非地、杞、归、术之庸质，奇草三五，秘药二八，貌如尘埃，内含光彩。服之者，百日而气湛神酣，瞳莹象晢，恍独霄汉而彻秋毫。有疾之目，饵之旬日而光明如昨，若久服不缀，则三玄之妙有充盈，而光辉朗越，离娄①将输其明矣。虽然穿金透石，未能肖太上之方而鉴幽烛微，岂异神霄之秘哉？某受教而藏之有年，今修合以达四远，将以新天下之目也。

计开：

眼皮红肿，或眼生红筋，或眵泪羞明，眼边红痒，迎风下泪，患生偷针等症，外点本斋夜光锭，内服此丸，早晚以芒硝二分为引，冲汤吞送。轻病五日，重症十余日，必痊。

眼有膜、点、翳及虾睛、蟹眼、胬肉等症，外点本斋夜光锭，内服此丸，早晚以木贼三钱为引，煎汤吞送。十

---

① 离娄：视力超强之人。出《孟子·离娄上》："孟子曰：'离娄之明，公输子之巧，不以规矩，不能成方圆。'"焦循《孟子正义·离娄章句上》："离娄，古之明目者，黄帝时人也。黄帝亡其玄珠，使离朱索之。离朱，即离娄也，能视于百步之外，见秋毫之末。"

余日渐效，一月大效。轻症即愈，重症再服一月，无有不愈。

瞳神虽病，未至全盲，尚有一隙之光者，每日外点本斋夜光锭，内服此丸，早晚以草羊肝煎浓汤为引吞送。轻病一月渐明，重病百日痊愈，极重症二百日必愈。

老花眼或中年、少年人眼目晕花，每早晚以清茶吞丸，百日光明，久服不缀，到老不晕，清明如水，且壮气益精，身体强健。

此丸每次服一钱，重病二钱。其有眼疾如法点药服丸而无效者，则其目已坏透，不能治矣。

## 黄病华岳太素丸

三乘道备，面有金光，众果圆成，体呈金质，此千佛妙庄严，非人也。夫人有金其面，金其身者，亦岂现千佛之妙相耶？迨大病临之，作如是观耳，何也？即俗名黄病也。书云：食已，头眩腹胀发黄者，谷疸也；额黑，小便利，常出微汗，手足掌心薄暮发热，膀胱急而发黄者，女痨疸也；心中懊恼，鼻燥足热发黄者，酒疸也；食顷即饥，小便如染汁，肢体如金者，黄疸也；汗出染衣，身肿发热，口常烦渴者，黄汗也。曰：以汗出时入水浴身得之；饮酒常多，进食常少得之；胃热大饥，过食停滞得之；大劳当欲，大喝交接得之。治之，则大戟、苦参、茵陈、栀子、青矾、铁沙、二术、三苓、三黄等品。不愈，又立吐法、泻法、汗法、嗿①鼻取黄水法、炙脐吸黄汁法、蜡筒拔黄水法。然而已左本源，犹正墙面②，焉能愈哉？

夫黄病者，亦肝胆之病耳。肝者，酝酿胆汁之器也。胆之汁，其味苦涩，凡所食入胃，胃即出津以化之。既化矣，而渣汁无由分滤，胆乃由管沥汁入胃，使物化之质遇之乃收缩，则液汁溢注，而众管因得吸之以化血而养躯壳。盖如压然，如榨然，功用既毕，胆汁自回胆囊存以待用。其渣滓出而为粪，色黄者犹有胆之余液存然耳。其病则有多故焉。多食肥肉，肝过酿胆汁以助胃之消化，一也；过饮醇酒，蒸灼肝质，二也；久居湿地，郁罨③之气伤其肝质，三也；积热在里，移累其肝，四也；跌打损伤，累其肝体，五也；嗜食果蔬，少进肉谷，六也。

肝之病，或本体胀肿，或体质变硬，或患生烂点，皆令生出胆汁极多，殊令胆难囊纳。且肝体肿大，周围胃骨拘住，无地多容，乃内压胆囊，则胆囊又更少地步矣。故胃中常剩胆汁，不可回囊，乃随液入血，浑入周身，故人亦焕然而黄也，渐而眼白亦黄矣，视物亦黄矣。且黄深则赭，赭深则青，青极则黑，黑则斯黄病之极也。然而病至此，则肝已全坏，胆已干枯，而人亦去生日远矣。

---

① 嗿：同"嗅"。

② 犹正墙面：指目无所见。出《尚书·周官》："人而不学，其犹正墙面而立。"

③ 罨（yǎn 掩）：淤积。

某是药，能消肝胀肿，散肝坚硬，愈肝烂点，通胆管，摄胆汁。病一年者服之十二日而愈，病二年者服之二十四日而愈，病多年者类推之。信有天风吹云，光景顿变之妙，阅人多矣。欲见本来色相者盍求诸。

计开：

食已头眩腹胀发黄者，灯心二钱，煎汤下。

额黑，小便利，常出微汗，手足掌心薄暮发热，膀胱急，发黄者，桃叶七片，煎汤下。

心中懊恼，鼻燥足热发黄者，花粉二钱，煎汤下。

已食如饥，小便如染，肢体如金者，芦根二钱，煎汤下。

汗出染衣，身肿发热，口常烦渴者，金银花藤一两，煎汤下。

黄色深如赭者，金针菜钱半，煎汤下。黄而青者，竹茹三钱，蒲公英钱半，煎汤下。黄而黑者，海金砂三分，砂仁一钱，煎汤下。黑而蓝如鬼，吐逆，逆噎，水浆不入者，不可救治，是丸亦无效矣。

是丸为五黄必愈之品，不可再服他剂以败神功。

服是丸戒房劳、酒、海味、鱼虾、壳食、水族、辛酸。

此丸每次服一钱，早晚各一服。病一年者，一十二日愈，病二年者，二十四日愈，病多年者类推之，十岁内小儿每次服五分，五岁内每服二分半。

孕妇不忌。

## 遗精黄房聚宝丹

神生于气，气生于精。精者，绸缊化纯之元始也。其生之难，竭之易，故梦遗则剥丧元阳所最甚。方书一意滋培，专在补肾。或曰命门不固，宜敛涩；或曰肝邪太盛，宜泻火；或曰心气不足，未能收摄。其用药，无非龙骨、牡蛎、知母、五味、远志等陈陈相因之品，服之实不易求效也。

夫梦遗，其源在膀胱下贮精之囊。囊上通脊髓、脑髓。厥囊乃薄膜，形长半指，大如指，前合总管，屈透肾子，回通溺孔，交媾由此泄精，后分双囊储精，贴膀胱之底。其精囊之质，密布精液管，并由脑发源支生之白筋无数。是处之白筋失常，遇睡即泄精。其泄也，或有梦，或无梦，或遇辛苦，甚至遗尿，久则白日亦流精遗尿。体愈弱，泄愈甚。若此筋失舒缩功用，其阳痿，其神颓，腰酸头眩，面青唇白，盗汗少食，羸状不一而足。

某参元理，验营卫，合为此方。服之七日精自固，服之百日气亦旺，而神亦恬矣。

计开：

梦泄有形者，冬桑叶二钱，煎汤下。

梦泄无形者，女贞子三钱，煎汤下。

梦泄后心跳、无神、盗汗，用灯心七条，竹茹二钱，煎汤下。

泄精兼遗尿者，五味子一钱，煎汤下。

食丸时，忌食参、芪、术、附、归、芍、地黄等药，以□药力。

服丸时，戒食莱菔、豆芽、波菜①、雪梨、沙梨。

此丸不论男女，早晚宜各一服。每服二十粒，一七日见效，百日身强血旺，其精不漏，常服佳妙。

## 化痰草宝膏

人身孰能无痰，少则无妨，多则为患。患是而喘咳者有之，患是而手战神痴者有之，患是而气逆难卧者有之，患是而头眩常厥者有之，患是而手足顽软者有之。其痰之生也，脏腑之血来回管滞涩，令饮食之津液及血中明质如胶者不能入血浑化，溢注膜外，乃酿为痰。痰之象，如胶，如脓，如猪油，如白沫，如沤泡，其色则黄、白、青、蓝、黑、灰、绿、棕不一，其味则甜、咸、腥、臭、酸、苦，亦不一。总之，因病而生痰，痰多而病更易入，凡外感风暑寒湿、停食劳倦，而痰亦因之而甚。

某今立方，清痰之源，截痰之流，能使气血日以和

---

① 波菜：同"菠菜"。菠菜原产波斯，唐朝传入中国，名波菜或波斯草，后字体分化后加草字头，示草类。

畅，而痰无余滓。服之者当深信焉，服法详后。

计开：

痰黄者以苍术二钱，茯苓五钱，煎汤化下。

痰白如胶，如涎，如蛋清，如膏油者，陈皮二钱，牛子一钱，煎汤化下。

痰青蓝绿灰者，石菖蒲一钱，煎汤化下。

痰起泡沫加蟹沫者，竹茹二钱，生羌二钱，煎汤化下。

痰甜者，药引加黄芩二钱，咸者加竹沥一杯，腥者加金银花三钱，臭者加丝瓜络二寸，酸者加煅龙骨三钱，苦者加酒炒蒲公英一钱，煎汤化下。

凡患体寒痰多，照上各症用引，并再加干姜二三钱，体热照上引用之。

凡感冒而多痰者，感寒则加干姜二三钱，丁香一钱，感暑者则加香茹一钱，感风则加防风、荆芥各一钱，煎汤化下。

加减切宜照章，功乃神效，不可妄加参、术、芪、地等，反败其力。

患痰人最忌食海味、鱼蟹、茭白、丝瓜。

此膏一两岁小儿每服一分，四五岁小儿每服二分，十岁内小儿每服五分，大人每服一钱，痰极重者每服二钱。孕妇不忌。

# 开天赞育膏

人静花香，松风拂石，时吾师抱真，支颐于粟海之轩，希夷而微①，若志在云霞，飘飘欲举。某杯茗待坐，睹此神景，不觉身息两忘，机有所触，因进而问曰："生生者两大之性命，化化者阳阴之技术，然有非常之疑，奇诞之恳，敢求明教。"师曰："方术既备，何所阻遏，兴此大疑？"某曰："师乎，人生秉赋不同，坏败各别。夫空房独怒，见色不坚，甫交即泄，精冷如水，流滴不射，遗泄无已，阴道宽冷，全无人趣，药饵穷尽，永无验期。若患在忠贞贤淑，后继将绝，缊缊生化，法权无赖，天悲人悯，何所挽救？"师曰："术能生人，功足补天。昔先师有开天赞育膏，插血②盟戒，不传下士，盖恐用之不正，反遗讥谤，非吝道也。"遂启函以授，且曰："是膏也，能温和骨脉，壮暖下源，滋助脑神，健挺脊髓，助血荣润，令精生多，吸摄大窍，振复废倒。凡阳痿不举，阴冷难孕，才用几时即改昔状，将见阳比少男，阴如处女。无论八旬老叟，鸡精少年，贴之七日，俟妇经净而交，即能生子。若精为药力所摄，难以施泄，揭去膏药，即可泄漏。其膏贴在脐轮，脐轮为百体根蒂，药气入此，厥益自布。

---

① 希夷而微：清静无为。出《道德经》："视之不见名曰夷，听之不闻名曰希，搏之不得名曰微"。

② 插血："插"疑为"歃"之误。古人盟会时，嘴唇涂牲畜血，以表诚意，谓"歃血"。

今既授子，请重申先师之大禁。先师曰：'此药方书所无，功效最著，实近代之秘传，专为身患奇疾，斩其后继者立一挽回补救之法。凡我医士，得授此秘，勿与老人助房帷，勿与少年导淫乐，毋匪毋乱，必敬必戒。'尔其凛之。"

某恪遵师命，谨秘有年，现当炼成奇药以便四海，应共见是膏之神也。其用法开列于后，惟诸君子售之，切勿邪用，以左某师再三告戒，则余幸承玉爱多矣。

计开：

老少夜梦遗精，肾冷痿痹，贴脐轮。

平人甫交即泄，或入户即痿，先一二时辰贴脐轮，即可交感生子。

妇人子宫冷，阴道宽，贴脐轮七日，即温暖如处女，可望得孕。

男、妇腰酸贴腰眼，七日愈。

此膏每贴可用六十日，如贴膏后交媾不泄，揭去膏药，即可泄精成孕，此万金难得之药也。

## 人参秘制纠神开慧金科三捷丸

尝考人之精神，发源于脑。凡运思接物，知觉动静，皆以脑为枢机。故脑之力秉赋壮者，其人即聪明特异，巧智绝伦。而脑之力秉赋弱者，其人即知识愚浅，毫无奇悟，此吾人精神智慧与生成脑力壮弱相关之故也。又人有所劳苦，必耗脑力而损及精神聪慧。遍核人为各事，则以每一运用心思必耗脑质若干为尤甚。其气血壮者，倘当年少，旋有所耗，旋恃饮食之津液以培补。但抽思愈苦，而耗损亦愈深。迨人或中年，或为素弱，或为病后，或为先后天不足，则饮食所生区区津液，未足滋渥①，将见脑力困弱，不能运用心思，或运思略苦即有头眩、心跳、盗汗、梦遗，或神倦不振，胸烦机窒等状。总之，脑力倘有不足，即令精神委顿，思路迟浅，豪气潜释。若耗损极甚，则每有所用心，即如觉大有所苦，竟至心旌恍惚，不能运用者有之。此灵机窒砠②，聪慧失权，皆因脑力耗损，未能止遏培补之故也。

夫天下至巧至变之业，莫如文章，人间至苦至深之思，莫如文人。竭其精诣学术，结构而成此文章，且以博求史汉，囊括五经，深研圣言，兼专辞赋之事，搜心剔句，手笔不停，于三场九昼以夺金科魁首，非龙马精神③之士，岂能慧目不瞬耶？于此而欲益智力，振精神，使胸怀朗朗，笔妙滔滔，固必知何者可以遏脑之耗，何者可以补脑之英，何者可以振脑之灵，始能效如手取，固非市上卫生丸、宁神丸等不究根源、杂乱伪立盲方所能有济也。

某细参人体，力究药真，配合此丸，功力神妙。是丸

---

① 滋渥（wò 握）：滋养。
② 砠（jū 居）：阻窒。
③ 龙马精神：喻精神健旺。龙马，古传似龙之骏马。

也，其味甘，其臭香，不寒不燥，性秉中和，能去暑，能生津，能遏脑耗，能壮脑神，能和血液，能调气，能扶孱弱。举凡精神过用，心思困乏，嚼食一二丸，立刻双瞳如电，彻夜不瞑，而运思无穷，若有神助。今当天上开科，禹门浪急①，虔谨修制，正堪籍②是振一臂精神，用助诸公化龙三捷。某因名之曰三捷者，盖以服是而神酣气足，必三捷金科焉云尔。

计开：③

此丸身弱者每服一二丸，身强壮困倦者，只可服一丸，茶水任下。

此丸服后舌润神健，腹常善饥，服者宜知之。

此丸凡人平日精神短少，脾虚血弱，日服一二丸，茶水任下，精神自健，血气自强，胃口自开，饮食大进。

孕妇不忌。

## 时症吐泻禹功丸④

时行吐泻，症极凶恶，与泛常痧、瘟、霍乱、绞肠、肚泻迥别，尤非此类药所能愈。病之，有甫吐甫泻即立死

---

① 禹门浪急：指可能的升迁机会。禹门即龙门。古传禹门水险浪急，鱼鳖之类皆不能上，上则成龙，故以此语喻时势际会，人得机缘升迁。

② 籍（jiè借）：通"藉"。凭借。朱骏声《说文通训定声·豫部》："籍，假借为藉。"

③ 计开：原无，据正文体例补。

④ 时症吐泻禹功丸：原为"时症吐泻解危禹功丸"，据原目录改。

者，有吐泻交作一二时死者，有但吐，或但泻，或兼吐泻一二三日而始死者。当厉气猖獗，或四城出柩，或行人绝迹，酷烈凄怆，岂尚有加于此耶？某慨天灾之流毒，痛人病之可怜，留心考察，数十寒暑，古今方法，大都昧根源而所作不切，条繁书广，难以罄摘焉。

尝考之，人之躯壳乃气血之所凭依，而气血者，则躯壳因以荣枯者也，惟气血二物清真澄洁，不容杂嗅杂液以淆之。非然，则吐泻作矣。有时饮人畜渗尸浊水，有时误食瘟死六畜，有时天已极热，更啖臭恶败坏之食品。此三者，乃毒由胃中津液传之入血者也。有时吸受树叶粪草蒸霉之气，有时吸受烂泥臭沟空屋荒山郁鄱之气，有时吸受禽兽人物溃败之气，有时吸受患是症人吐泻物质所发之气，有时吸受多人聚积汗污之气，有时酷暑炎热，忽雨忽晴，吸受蒸鄱不正之气。此六者，乃毒由鼻透气传之入血者也。夫毒既入血，血中红稠之质与莹稀①之质，合而自分如豆浆入盐，牛奶点醋，渣水澄分，非复浓洽，即累百体中生气忽难匀布，浊气阻于纾换，故即时百脉如沸腾，头目如悬倒，肛肠如下坠，肝胃如上翻，吐水沫，泻胶涎。夫胶涎水沫原系血中分离之津液，时寻胃与大肠泄出耳。是以吐泻之质，臭恶中带鱼胶蛋白之味，殆血之津胶本臭也。及吐泻频多，则血中流质去尽而定质独存，故周身肌肉陡

---

① 莹稀：莹，透明。"莹稀"意谓"透明而质稀"。

然干瘦如脯，唇缩耳焦，双目凹枯，喉哑难言，舌强难转，眼发呆光，颈柱欹①垂，四肢冰冷，百节抽筋，肚腹绞痛，浑身发战，汗出如洗，男子肾缩，妇人乳入等症。此无他，盖精华将竭，百体失养，余气奔窜，其可矜②之劣状，言难尽也。有时受毒过重，全体血液登时败透者，则当病之作，或一晕眩而即死，或甫吐甫泻而即死，此则含毒既深，迫不少待，虽有九转，无可如何。

某是药，研求非甚深奇，而愈病独擅立妙，活将僵之败体，返甫散之魄魂，苟一粒入喉，如百神齐护。用之者，若广为布告，令人人得救，功德诚无量焉。

计开：

四时上吐或下泻，或兼吐泻，或手足冷，霍乱转筋，一切危症，温汤化下。轻症一服立愈，重病二服必愈，虽危迫万分，仅余一息者，服入立痊。

凡吐泻，最忌食附、桂、参、芪、归、木、姜、地数品，若未经误服者，无论危急败坏，莫不入口而愈。如已误服所忌之品，则此药虽有奇效，恐难十全，用者谅之。

大凡吐泻，服药已愈，若精神痿软，但当清心寡欲，淡食安养。数日之后，身体立健。切戒服食参、芪等品，盖恐瘟疫未净，反生他恙耳。

大人、小儿饮食过伤而作病，莱服子一钱，煎汤下。

① 欹（qī漆）：歪斜。
② 矜：可怜。

水泻不止，肚胀，开水下。

□腹痛疼，陈皮一钱，煎汤下。

□妇胸胃饱胀，吴萸三分，煎汤下若刺痛，须服本斋人口笑丸。

暑月中暑晕冒，凉茶调下。

小儿发热吐乳，姜皮三分，煎汤下。

此丸大人每服一丸，十岁内小儿每服半丸，一二岁至三四岁小儿每服，将丸分四分之一。

孕服不忌。

## 头眩脑痛定风珠丸

夫头风，有头全胀痛者，有痛于一边者。其病时，或如夹、如打、如压，或痛疼胀急而头皮麻木，或但觉眩重欲呕。其发时，或因感冒，或月发数次，或年发一二次及多次。发之频数，则目渐失明，甚则神瞳变白黄色而盲矣。医书曰：血少肝虚，肾阴不足，督任亏损，真阳大虚。或谓此固洞达病情者乎？夫岂知其病实在人之脑浆，盖脑浆为柔软之质，有时劳神过度，有时头被雨淋雪渥①，有时久居卑湿之地，有时好色太过，有时去血太多，有时曾病发热，或久病疟疾，有时大醉当风，皆能使脑浆变质。脑浆既变质，则凡劳神用心，头部即觉眩重。倘于脑

---

① 渥（wò 握）：沾湿，沾润。

浆变质处血不能通过，血质在内阻滞，或因津气不能透达，即颓然而成头风。

夫欲愈是症也，必知何以通脑窍，何以壮脑质，何以达脑血，何以和脑气。湿热风暑，何以抽之使出；血气津液，何以酿之使浓。苟洞达其源，未有不能愈者。某考核是药，盖求之不啻三折肱①矣，请尝试之。

计开：

头痛胀于一边者，松节二钱，煎汤下。

头全痛胀者，防风一钱，煎酒下。

头痛胀即吐水呕痰吐食者，丁香五分，煎汤下。

头常晕眩者，当归身五钱，川芎二钱，煎酒下。

眉额常抽掣而痛胀者，荢术②二钱，藁本二钱，煎汤下。

此丸每服一粒，多年头风，数服必愈。

## 劳蒸洗骨银河丸

沸水腾火，求人而蒸炼之，人无不忘命走避者。今骨蒸一症，其苦毋殊，吁医将何术使其逋③逃性命欤？论曰：骨蒸、脉蒸、皮蒸、外蒸、内蒸，此五者，医所称也，然蒸病之源，其然，岂其然乎？试详之。

---

① 三折肱：良医。语出《左传·定公十三年》："三折肱知为良医。"
② 荢（zhù 注）术：三棱、莪术。荢，三棱。
③ 逋（bū 晡）：逃。

夫百体所以灵应无方，运动所以折旋如志者，血液养之耳。血行于管之里，巡环周流。来管、回管管管萦纡①，微著相属，大小相错，发源心窍，归聚肺脾，其轮转疾徐，率有天度。或驶之，或窒之，皆足坏人。且血乏厥质，内秉稀稠二品，和洽既匀，分剂天定，或一偏多，或一颇少，亦渐坏人。有时过劳心思，有时饥饱失常，有时饮酒过损，有时驰想无穷，有时嗜欲无节，有时熬夜过多，有时房后失调，有时过伤气血，有时手淫无已，有时笃嬖娈童②，有时悲恐过情，有时忧迫不置，皆能令人神溃气痿，精沮液涩，魂志浮荡，血脉横解。由是脉管之血周流渐失常度，血质亦渐变动，稠质渐少，稀质日多，侵假③而内脏腑，外筋骨。有功用最劳，发力特甚之件④，渐有变其质体之处。质体变，即酿激成热。热成，则渐觉骨酸痛，手足掌心炙炽，或竟觉体如笼炭，或竟觉心如油浇，此蒸也。

及病入既深，躯壳内外变质之处逐渐朽废，遗累骨、筋、脉、络、精、液、血、气、脑、髓十件，则子午潮热或鼻干孔痛，或舌白唾红；或舌干唇焦；或发焦，唾白

① 萦纡：回旋曲折。

② 笃嬖（bì 壁）娈（luán 李）童：笃，甚；嬖，宠幸；娈，容貌美好；娈童指男妓或男同性恋中被动的一方。

③ 侵假：渐渐导致。侵，渐进也（《说文解字》）；假，"至也"（《集韵》）。

④ 件：指骨、筋、脉、液、血、脑、髓等脏腑组织或器官。

沫，浪言语；或舌下筋痛饮食无味，烦躁作呕；或眼眶乌黑，眼白变色；或爪甲枯焦，寒热不定；或两耳焦黑，头眩热闷；或骨内如焚，齿黑腰痛，足逆如冰；或肢细跌肿，小便黄赤。此虽病患既深，如有妙法，犹可挽救，倘再担延①日久，甚则声嗄②，咽痛，面鼍，脉躁，双目直视，汗出如珠，喘乏，气促，皮焦，唇反，此数事既见，则内体已全败坏，必不救矣。

夫骨蒸之病虽危，然未及全坏者，则师遗洗骨银河丸，窃计男妇长少托命灵丸者已若干人矣。某毋忍灵药泯灭，人命轻尽，今登山入海，□聚药物，修合以传。

计开：

鼻常干，非因伤风者，俗名肺蒸。沙参三钱，煎汤下。

舌白吐血，俗名皮蒸。竹茹三钱，煎汤下。

昏昧嗜卧，俗名肤蒸。冬桑叶二钱，煎汤下。

舌常干燥，俗名心蒸。糯稻杆二两，煎汤下。

鼻干，喘促，气热，俗名气蒸。灯芯十寸，芦根一虎口，煎汤下。

下唇焦，俗名焦蒸。冬瓜皮二两，煎汤下。

发焦，俗名血蒸。卷柏一两，煎汤下。

唾白沫，浪语，脉急不调，俗名脉蒸。金银花二钱，

---

① 担延：当作"耽延"。

② 嗄（shà厦）：声音嘶哑。

煎汤下。

舌下常痛，俗名胃蒸。知母三钱，煎汤下。

食常无味而呕，烦躁不安，俗名肉蒸。麦芽三钱，煎汤下。

眼眶黑，俗名肝蒸。柳叶十片，煎汤下。

眼白失色，俗名胆蒸。蒲公英一钱，煎汤下。

甲爪焦，俗名筋蒸。蒲公英钱半，威灵仙一钱，煎汤下。

乍寒乍热，俗名三焦蒸。竹心三钱，煎汤下。

两耳焦，俗名肾蒸。茅根一钱，元参钱半，煎汤下。

右耳先焦，俗名膀胱蒸。黄柏一钱，煎汤下。

头眩热闷，俗名脑蒸。丝瓜络一寸，煎汤下。

髓枯骨中热，俗名髓蒸。桑枝五钱，煎汤下。

齿黑心躁，腰痛足冷，俗名骨蒸。荷叶一钱，菊花二钱，煎汤下。

肢细趺肿，脏腑皆热，俗名臀①蒸。莲子心一钱，煎汤下。

小便黄，俗名胞蒸。侧柏叶三钱，煎汤下。

此丸统治男、妇、小儿一切骨蒸，五蒸之妙品也，既服之，不可再服参、芪、桂、术等剂，以淆其力。

此丸男、妇每服一丸，小儿半丸，无论病之轻重，服

---

① 臀：原文字迹模糊，据《痰火点雪》卷二《痰火骨蒸》《医学正传》卷之三《劳极》补。

至二三十丸则大痊矣，且病愈后无需再服补剂，补则病不断绝，反留蒸根。盖是药之功，其滋长筋骨，发荣气血已寓乎其中矣，用者谨记斯言为要。

## 肝脾胀痛入口笑丸

世人多患肝脾胀痛之病，有胸胀吐酸水白沫者，有能食或不能食者，有食入即吐呕，甚则卧不能起立者。头眩，四肢痿顿，有时腰弯不能伸，有时眉重不能举，苦楚呻吟，时发时止，或日日应时而痛，或食青菜生冷误感风邪则痛。世上方书丸散皆未神效，岂绝无可止其痛，可除其根之药耶？病源未澈也。某细加研究，知症之由，或在肝血，或在肺衣，或在胆管，或在心窍，或在胃中津液管，或在脾中回血管。配合妙药，独得心秘，炼为是丸，如以石叩钟，千叩千应。此丸入口，其病立减，多服几次，永断其患，虽非换骨仙丹，实为脾痛妙品，其功效洵①非虚也。

计开：

肝脾痛，口吐酸水白沫，白胡椒七分，甘松一分，煎汤下。

胸前鼓胀，川椒三分，煎汤下。

两腋抽痛，或肚痛肚胀，荆芥二钱，山奈一钱，煎

---

① 洵：确实。

汤下。

此药周岁及两三岁小儿每服半丸，五岁至十岁每服□丸，大人轻症每服二丸，重症每服三丸至四五丸。日日服之，迨至痛苦俱无，从此断根矣。凡服药，戒水果、青菜、海味、鱼虾、寒冷百日。不遵禁忌，谓药不灵，此不任咎①也。

## 哮吼宁肺达气剪根丸②

哮吼一症，古今儒医赫赫者，或指为肺冷肾寒，下元不足，先天太弱，中气不足，或曰专主于痰，宜用吐法。又恐吐后不美③，乃下一转语曰：亦有虚者，宜分别治之。究其所用之药，有专用姜、桂、丁、附等辛燥，有专用参、芪、鹿茸等温补，又有以温补辛燥亦无大效，乃转用细辛、麻黄、桂枝等温散，意在祛逐肺冷。然私意揣度，未能洞厥真谛，是犹徒步登天，终无善步焉。故有患是而终身莫愈者矣，有患是而时发时止者矣，有患是而愈哮愈甚，形同半死者矣。某考察多年，于此症颇得大要，今制有良药，请为之阐明病源。

穷查人肺之体，其形松软，其色缟红，其表里皆为周身之血来管、血回管，层层密密，汇聚包裹。其质则为微

---

① 咎：怪罪。
② 哮吼宁肺达气剪根丸：原为"神奇专断哮吼宁肺达气剪根丸"，据原目录改。
③ 美：指病情好转。

细气管、杂血来管、血回管、白丝筋、明软膜，组纽结成。至气管，由大及小，千丝万缕，末则合为通气大喉。至其管体之质，又为数层纹膜横斜各异，黏附而成。而各气管弯回纽结，每于管管交通之处，即将管膜胀大，生作一小胞。小胞之用，所以蓄积空中天气，以为血管换气之需。换气者，所以换出浊气，吸入新气，将紫血化为赤血也。管中又生涎沫，滋润本体，以利舒缩。平常无病之人所生涎沫，适敷滋润，不多不少。病则涎沫生多，即所谓痰也。而痰之状，又不一，有黑者、蓝者、黄者、棕色者、稀者、浓者、胶者，此乃人肺真体之功用也。

夫何为哮，有声无痰之谓也。盖气管里层衣膜，因病生厚，渐厚则渐作绉凸，作绉凸则舒缩不利，管孔亦因是而窄，管末之空气胞亦渐渐窒塞，气路转轴不灵，此之为哮。夫何为吼，有痰不能出，有声不能达，有气不能呼吸之谓也。一吸而气不能通关，一呼而气不能转轵①。呼吸之际又为管里生厚绉凸之膜阻窒气路，兼因气管加生胶涎，随气拖曳，故咽呷鸣嘻作诸奇音。奇音之出，乃因胶涎拖曳，呼吸阻窒激磗而成，此之为吼。此乃成哮吼之根源也。

哮吼必感寒暑，饮冷物，伤贼风始发，其故则因人有所感，肺体表里之血来管、血回管之血流行甚慢，肺

————————

① 轵：同"枢"。

之全体亦因是略胀。若气管内膜本有生厚绉凸之病，遇此肺体略胀，而四围血来回各管即胀大，夹紧气管。气管夹紧，即时呼吸费力，立作哮吼所感退则周身血路松通，肺气条畅，即时止哮。有时所患甚重，累及脑髓，即令面作青白色，太阳青筋作胀，眼发呆光，冷汗如洗，或手足冷软，弯腰拳背，舌焦痰喘，或喘嗽数十声而吐痰一口，或不能吐痰一口。如是一月或数月，日一发，发则数日一日不等，发时或能食或不能食，或能卧或不能卧，此发哮吼之根源也。气管里层衣膜生厚，其故多端，或因感受风邪，未经发表，误服滋肺酸敛，一也；或因蒸灼暑湿，误服补剂，二也；或冷水及瓜果，贪食不厌，淋雨沐雪，久卧湿土，兼有感冒，未经升散寒邪，即用辛温燥物灼逼冷邪入里，三也①；或因身体素弱，重感寒湿暑风，服燕窝、人参、地黄，留锢邪气，四也。此乃至哮喘之根源也。

某推阐详慎，秘制此丸，能使气管内膜生厚者渐薄渐软，其厚衣绉凸者渐平，能止胶涩，能除祛锢闭之寒湿暑风，能开解误服滋阴补腻之积，能安肺，能通肺，能化痰。凡浅病，或一服即愈，或几服始愈，若数十年老病，虽一二服未能即愈，然服丸后必渐轻渐减，久亦断根。此丸功效久著，用者自知，服法详后。

① 也：原脱，据文例补。

计开：

小儿二三岁者，每服两丸。

小儿五岁至十岁内者，每服三四丸。

大人轻病，每服八丸，重症每服十六丸，其余更重之症，酌量加减，总以服药后约两刻钟其哮即定，是为药症相当恰好之数。又此丸力大，不可过服，过服则令人欲呕，并肚微痛。若服药过剂，煎北防风五钱，服之即定。

切戒鱼虾海味及青菜、水果并一切寒冷滋阴之物。

## 寒热疟疾雷火珠丸

疟疾之名夥①矣，无论曰暑疟、瘅疟、瘟疟、痰疟、瘴疟、湿疟，其为病，则根于心。盖心内有四窍，二窍司来血，二窍司回血。窍有膜，所以司启闭。膜连多肉柱，所以成动静。心膜启闭不灵，肉柱弛痿，其偏重在来血窍，则热胜寒，其偏重在回血窍，则寒胜热。其病专在来血窍则纯热，其病专在回血窍则纯寒。

盖人身之寒热关乎血行之缓急，行急则热，行迟则寒，愈急愈热，热极则狂，愈寒愈迟，迟极则血凝。血凝内部，面白唇青，抽缩战栗，四肢冷，百体寒，内部聚血既多，多则突然流通，其势倍驶，则四肢百体焚如。少间，蒸液为汗，藉化气以摄去内热，血流渐平，热亦渐

---

① 夥：多。

淡，此疟之寒热所由作也。

推其致病之由，其故有七：居处深山大林，吸气饮水，多感霉蒸之气，一也；兵燹①饥馑之后，多食渍尸恶水，二也；感受寒风，误食闭遏之品，三也；多食果蔬，又感寒暑，四也；身弱血亏，感蓄积湿，五也；劳力饥困，雪雨淋浸，六也；久往高峰，久嗅云雾之腥，七也。夫病之初，由毛窍及口鼻胃络渐传于血，血质渐坏，传于心之膜，则病作矣。及延累别部，病入益深，手足肿，面浮，胸膛胀闷，呕涎水，恶食，面青黄，气喘，泻泄，梦遗，遗尿，头胀痛，晕眩，腋右痛，手按之坚硬如卵，是即所谓疟母者也。

某考明病源，配合是药，人之得此而愈者，不可殚述矣，请尝试之。

计开：

计准其病将发之前半点钟，即服药一次，默计每日应发，过时候，再服药一次，明早清晨再服药一次，又照前窃计将发病之时辰，再照法服之。

此丸初次轻病者入口而愈，重病则初服仍发，惟病虽发而甚轻，或服二期不发，或服至三期不发。

此药病愈后，仍要如法多服几日，藉以壮健其身。

此药治疟最上之品也，既服此药不宜再服他药自误。

---

① 燹（xiǎn 显）：野火。"兵燹"指兵乱中纵火焚烧。

服此药戒酸味、醋、水果及肥腻难化之物，其它一切不用忌食。

此丸轻病每服二丸，稍重三丸，极重四丸，病止再每服二丸，体弱者或每服三丸以壮身体。

## 隔食呕水开膈火莲丸

夫人一日不食则饥，七日不食则死。食者，人生养命之源也。乃有食甫入则吐，吐已复饥，饥已复食，食不安则又吐，此则食不足饱，饥不至死，而苟延残喘。久之，肌日削，大肉率①枯，此即俗称噎膈症者是也，此即方书称肾气绝，咽门干枯，脾土绝，肝木克土症者是也。其用药则滋润温补，从未见效一人，非不可治也，盖辨症未确也。

按：人胃乃纹肉多层合就之质，中有化生胃津管其津酸，吐物有酸味即带出此津之故，吸摄饮食津液管千万条，上自胃部，下连小肠。小肠与胃相连之口，有厚膜肉相隔，名阑门②，使食之滓入小肠为粪而不上反③胃部，此人身中之妙用也。若素常既饱强食，至伤胃力，或滋食酸果生冷，或饮酒无度，呕吐频频，或饥时过饥，饱时过饱，或

---

① 率：皆，尽。
② 阑门：指大、小肠交接处。《难经·四十四难》："大肠、小肠会为阑门。"
③ 反：同"返"。返回。《墨子·鲁问》："子墨子出曹公子而与宋，三年而反。"

喜食坚硬难化之物，犯此则胃部渐坏。若阑门有病，则食物不能下行即返上而作吐；若胃津管有病，则吐出之物亦未消化；若吸摄食物津液管有病，则呕出涎水极多，盖食物之津不能输入周身化血则仍随呕吐而出也；若兼累肝胆，则胸腋胀痛，时吐苦水；若累脑部，则神晕心跳，盗汗，无精神，渐而诸管或废，阑门或朽，则亦粒米不能下咽矣。

某细考多年，偶得妙法，服之莫不挽回，今者虔制既成，出此以供有缘人。

计开：

不食则饥，食入少时即觉胸胃胀塞，必呕吐乃稍安。其所吐不酸者，加紫金皮一钱，桃仁三粒，煎汤下丸。其所吐酸者，加煅牡蛎三分，竹茹二钱（姜汁炒），煎汤下丸。其所吐苦者，加蒲公英二钱（酒炒），丁香五粒，煎汤下丸。

面黄，唇白，头眩，胃部常胀，时呕清涎清水，或吐出所食之物者，加乌药二钱，砂仁五分（打），煎汤下丸。

每食硬物、油面、油炸物、青菜，即觉胸胃胀鲠者，加白芥子三分，白胡椒一钱（打），煎汤下丸。

食物稍不合意，即觉胸部闷窒，嗳气不止，始觉稍安者，加陈皮二钱，煨使君子一粒，煎汤下丸。

食物常觉胸部闷胀，或吐出始爽，其大便常有原物不化者，加黑附子五分，东波蔻三粒，大麦芽五钱，煎汤下丸。

呕逆干哕，心下痞满，不思饮食，用牛乳或羊乳煎热送下，食素人用芝麻油一酒盅，调热酒一盅送下丸。

食物难化，胃部常胀闷，吐出稍松，粪如羊屎，干涩难下者，加郁李仁三钱，桃仁三钱，煎汤下丸。

男妇腋下、脐间、胸前常有硬块作胀，痛不安者，加紫金皮二钱，柴胡钱半，煎汤下丸。

此等症，其脾已伤，切戒过饥过饱，大抵觉饥则食，半饱则止，宁可多餐，切勿贪饫①。食时宜烂煮细嚼，食后忌痴坐、卧床，必行走数百步，以运动其气血，方易起病。

症深而不思饮食者，服药调理，再将牛奶煎沸，俟稍凉，捋净奶面上油皮。每饮少许，以渐而加。饮奶后始食他物，大妙。惟牛奶要淡食，不可加糖。

是症宜食炖烂之飞禽走兽瘦肉，煮半生熟之鸡鸭蛋，焖烂之牛羊猪肚胃，及牛羊乳之去油皮者。至粉丝、面类，必俟病将愈时始可渐食，盖胃未复原，肉食宜多，方滋效验。是症切戒食莲子、芡实、番薯、糯米、油面等腻滞之物，燕窝、海味、海菜、木耳、金针、笋干、火腿、冬菇、青菜、豆干等难化之物，鱼、虾、螺、蚌②、鳖、蛙及生果、糖、醋等湿毒生痰之物。

---

① 饫（yù 玉）：饱食。
② 蚌：原作"蚄"，"蚌"之俗字。

切戒酒色，并甜酸辛辣等，皆能加败其脾，断不可犯。

是药每服十七丸，十岁内小儿每服十丸，七岁内每服六丸，重症加倍。

## 化瘴愈蛊药王丸

蓄蛊杀人，王法不宥①，闽、粤、云、贵、川、藏、缅甸、暹罗②、安南③诸地皆有。厥毒聚蜻蜓、蚱蜢、泥鳅、蛤蟆、蜈蚣、飞蛇、金蚕若干，种于瓮，埋之地七日，弱者为强者所死，愈强者愈后死，迨后，则仅存一种，诸毒萃而成蛊。

蛊毒之于人甚矣哉！若夫瘴，林深谷邃，蒸罨而成，或味河流，或嗅风雾，急则立与世辞，慢则百病丛出其类，曰桂花瘴、桃花瘴、波罗瘴、禾花瘴、青草瘴、孔雀瘴、螣蛇④瘴、蛤蟆瘴。瘴犹蛊也，能不畏乎？

某曩⑤承师受解毒秘方，窃喜药之所在，活人数数矣。今制以售人，取携甚便，人之近游闽粤，远历南方各国者，幸早赐顾焉，细例列后。

---

① 宥（yòu 又）：宽恕，原谅。

② 暹（xiān 先）罗：泰国古称。

③ 安南：越南古称。

④ 螣（téng 腾）蛇：亦作"腾蛇"，此蛇无足而能飞。出《荀子·劝学》："螣蛇无足而飞，鼫鼠五技而穷。"

⑤ 曩（nǎng 攮）：以前。

计开：

蛇蛊。初中其毒，或肚痛，或肚泻，自后凡肚痛则皮内肚内觉有一物坚实，手按微觉跳痛，心烦涎溢，吃肉则止。患移腋下则饮食减少，或心跳心胀作吐。三五年内，蛇成形，翻动咬嗜，令人肚腹时时绞痛，通身发热，额焦头痛，如有发刺蚁呷①。石菖蒲煎汤下。

癫痴哑肿等蛊。人中之，令人或心昏头眩，专务一事，或笑骂无常，喜发忿怒，不可限制；或声哑无音，喉渐觉小，如不能咽；或腹大如箕，诸药不愈。大抵皆一耳常塞，一耳少厚。痴者，梧桐叶二片，煎汤下；癫者郁金三钱，煎汤下；哑者，荷叶二钱，煎汤下；肿者，元胡三钱，煎汤下。

疳蛊。俗称放蛋、放疳、放蜂②，其药或入饮食，或弹入人身，其毒立入脏腑。初着毒，肚略胀，微叫如煮粥初滚，如欲泻状，便时则仍结，所便之粪，头带黑色。若毒重，则肚痛肚鸣，耳鼻内如虫行，大便日少日结日黑或蓝色，人亦日见瘦黑，久则静坐时，头发内或面部如有群聚之蚁咬虫行，肛门间如虫蛆钻跳，一肢常发麻木，诸状日甚。马兜铃三分，煎汤下。

泥鳅蛊。蛊家以药同竹叶罨之，变为鳅，与人吃，吃

---

① 呷（xiā 虾）：原义"吸"或"小口饮"，此有"蚁咬"之意。

② 放蛋放疳放蜂：蛊之别称，古巫术。指于端午日，取蜈蚣、小蛇、蚂蚁、蝉、蛔虫、毛发等研为末，置于房或箱内所刻之五瘟神像前，久奉成毒药后，下毒害人，使人得病。

后肚内如有数鳅游走，时而冲上喉咙，走下肛门，大便常闭。川贝二钱，煎汤下。

石头蛊。以药制石一块，放路上，人过，石即跳入肚内。初中时，肚内硬实，至三四个月则动，肚泻肠鸣，大便闭结，人渐瘦弱，时而此石飞入手足，不出三五年必死。蒜子三瓣，菖蒲五分，煎汤下。

篾片蛊。以竹篾制药放路上，人行过，则跳入腿肚，脚痛不可忍，久则此篾入于膝盖，盖渐大，足渐枯，如患鹤膝风者，四五年必死。桑枝五钱，煎汤下。

金蚕蛊。蛊虫如蚕，金色。人中之，周身皮肉如有数百虫行，痒极难忍，渐至腹胀而死，死后肚部及身皆起黑点。凡中此毒，食白矾极甜。猬皮一钱，山豆根二钱，煎汤下。

害神蛊。人中者，额焦，口腥，神昏，性躁，目见邪鬼，耳闻鬼声，如犯大罪，如见恶役持练①锁之，如有刀兵健卒追赶，常思自尽。苍术二钱，雷丸三钱，朱砂三分，煎汤下。

杂蛊。中之者，肚胀腹痛，周身或如虫行，筋骨疼痛，口渴便结，寒热肿胀，肛门虫钻，百般苦状，难以言罄，更又百治难愈。元胡、陈皮各三钱，煎汤送下，或有蜻蜓、蚱蜢、蚂蟥、虾蟆、鸡毛、蜡烛、生葱等不一而

① 练：同"链"。

足，为药取下。

凡服药后，有毒则泻，无毒则否。泻出之物或为虫类、物类、胶涎、血块、痰块不定，总以服至诸症悉退，无物泻出为度。

山岚瘴毒，卒然鼻闻异香，或如兰桂禾花不等。重则登时晕死，轻则头痛胀，周身疼楚，作寒热如疟，或身烧如炭，或腹坚如石，大如箕，足冷如冰，或腹绞痛，或吐泻不止。重症酒调镢齿灌下，醒后再服一二丸，愈。

疯狗咬伤，无论声如犬吠，咬牙睁目，见水即战，诸般危状，每以梧桐树皮三钱，煎汤调丸灌之，泻去恶涎毒沫，人立苏醒，次日再服，以痊愈为度。若咬处肿溃，以清水调丸一粒，涂之必愈。疯狗咬人为九死之患，此方治之极易，其它如斑蝥、马钱、木鳖等所制之药，切不可服。

鸟粪及蛇遗恶水入腹，寒热如疟，或腹大如箕，足寒如雪，或身如炭炙，神昏吐血，或肚腹绞痛，吐泻不止，或黄肿足软，筋摇体痿。樟木（薄切）五钱，煎汤下。

暑月积热诸症，如发癫，发疔，发羊毛痧①，一切危候，百药不愈者，与及②时行瘟疫、小儿白尿、麻毒，清茶调下，愈。

---

① 羊毛痧：病名。以病处见细白色毛，状如羊毛，腹胀连背心，或腰胯如芒刺痛等为主要表现的痧证。

② 与及：以及。

中蛊要戒色百日，余无所忌。

服此或一丸病退，或数丸病退，他药不可兼尝，以败其力。此丸小儿每服半丸，大人一丸，每日早晚各进一服。

## 吐血仙剑斩红丸

吐血非死证，治不得法，则致之死耳。世之言此病者，曰肾水不足，邪火上炎；肝失所养，气逆上行；脾不统血，血不归经；三阳积热，热血妄行；劳思伤心，津涸血逆。治之法，清凉则用茅根、犀角、三黄等，止涩则用藕节、棕灰等，润燥则诸胶、地黄等，养精液则地骨、女贞等，培阳则姜、附等，补虚则参、芪等，养元则秋石、红铅、河车等。法多而效少，盖未达病源焉。

夫血者，在皮内肉里，膜外管里，来源曰来血管，回处曰回血管。厥管密布周遍。有时感受风寒暑湿燥热瘴郁，使血变质，有时跌打积瘀，有时饥饱失常，醉酒劳渴，血液小涸，本质浓腻，皆足令血在管中初塞微管，渐塞大管，及至塞处渐挣则裂，裂即出血，小裂则滴沥而出，大裂则喷冒而出。出时，或咳之，呕之，咯之，嗽之，大都失血二三次或无妨，若失血既多，则潮热盗汗，血尽人槁，或内部裂处渐坏，渐枯，渐肿大，渐溃烂。气血阻滞，不能流布周身，因而累及全体矣。不于此时护养血管，俾①在管中周流如旧，及至溃裂过甚，又何补救之耶？某此病参求最细，服是丸而效者，千百人矣，盖病源所在，予固有以按方合法，而善为调剂焉。试之者，自领之。

计开：

吐血成盆成碗者，急以凉水下丸即止，再服二日愈。

痰中带血者，生甘草三钱，煎汤下。

吐血咳嗽，罂粟壳三分，荆芥一钱，煎汤下。

吐血潮热骨痛，桑枝五钱，竹茹二钱，煎汤下。

吐血胸腋痞痛，生甘草钱半，马兜铃二分，煎汤下。

妇人行经之期，经有所阻而吐血，名逆经。牛膝三钱，冬瓜皮一两，煎汤下。

此丸既服之，后不可兼服他剂，又不可食滋阴之物，如燕窝等等，补物如羊肉、鸡、参、芪等等。

服至诸病已愈，遇节气劳苦，其病亦不发，若觉面白，身虚，神短，去血过多，未能复元，不可食补药，只饮牛奶百日即壮健矣。

是病最忌酒色劳苦，不遵禁戒，服药暂愈，终难除根，病者凛②之。此丸轻病每服十丸，重病二十丸。孕妇不忌。

---

① 俾：使。

② 凛：本义敬畏，此谓严格遵守。

## 撞红成损潮音丸

精方媾而信水突如其来，如谓撞红，其气毒无匹，立透精管，重者小腹立绞痛，对时①而死，次则一月渐腰酸，头重，肩酸，咳嗽，吐红，百日成痨而死，又次或一年至三年而死。世传治此之方多不效。某有秘药，无论腹痛将死，咳嗽吐红，腰酸头重，服之，重则恶血由小便出，轻则大便下胶涎，罔不效如响应。世之病是者，宜急求之。

计开：

媾精时，经水忽至，即肚腹绞痛，腰背抽掣，周身如捆者，其病最急，对时而死。服此丸一钱，金银花煎汤送下。服后或见大便下胶涎泡沫，小便下血丝血条，立愈。如下不净而身又未大瘥，则再服此丸，必愈。

经水将净未尽而交媾，媾后，立时或一二三四七日，乃见头重目赤，肩酸腰重，脚软，太阳胀痛，咳嗽，气喘，腋紧。如无感冒风邪，即是经水败血由精管入络，轻则一年至三年而死，重则百日或二百日而死，死时必成痨瘵。急服此丸，每次一钱，用金银花二钱，赤芍二钱，煎汤下。服后大便下胶涎泡沫，小便或下血条血丝。若所下未净，或身有未爽，丸宜再服，其病必愈。

无论经前经后照上项得病，渐至咳嗽痰中带血，或吐

---

① 对时：一天。

血成盆，潮热骨蒸已成痨症者，每日急服此丸一钱，以犀角二钱，磨汁吞送，每日一服，其咳嗽吐血等立愈。视大小便清，诸病退，乃不必再服。

是丸为救命可必之剂，其间有身体稍健者，可酌量加其分剂，惟一切酸敛滋补对象、食品皆宜谨戒。

伤寒结胸，暑毒入心，或周身发癍，三焦积火等症，虽气如悬丝，不可终日。每用莱菔子三钱，煎汤下丸一钱，极重症二钱，一服立愈，再服豁然。其有服是不灵者，盖脏腑已败，救之太迟，药虽入腹，不能巡经达络，厥奏其能，故也。

## 红白恶痢妙解拈痢丸

痢疾，古今方书论述多矣，古名肠澼、滞下，今名痢疾。大抵各法，凡温中则用桂、附、丁、姜等品；补气则用参、术、黄芪等品；助血则用鹿茸、地黄、归、芍等品；扶脾则用故纸、肉蔻、砂仁等品；清凉则用犀角、羚羊、石膏等品；推荡则用大黄、桃仁、红花等品；解火则用柴胡、桔梗、黄连等品；除毒则用银花、牛蒡、栀子等品；消积则用楂、朴、莱菔等品。或谓内有湿冷之积，必用巴豆、鸦胆等品攻之；或谓痢毒盘踞，必用砒霜、雌雄、硫黄等品以劫之。岂知此等方法，究何益哉？

今欲搜痢疾之根源，当先详人肠之底细。人肠分大小二种，大肠则下连肛门，小肠则上接胃底。其质分多层，盘旋胀缩，由吸津液丝管黏贴成体，层体相夹，又有血管由脑部发源之白筋密布其间。小肠则内外皆光滑，大肠则外体节节揽连，内体内膜叠叠回折。凡回折之尖皆向下，推粪渣以出肛门，此人肠之功用体质也。

痢疾之起，或受他人疴痢臭气，一也；或吸山岚瘴毒之水，二也；或吃毒烂动植物类臭水，三也；或吃五金地内渗出之水，四也；或食蜂虫遗尿、蛇蝎呵气之果菜，五也；或热行饮冷，雨行湿衣，六也；或饮酒无度，七也；或食自死肉，有病肉，八也；或有他病误服药，九也。从此津液渐积渐多，多极则由肠里吸液管原口茹吐入肠泻出，是为胶涎。在大肠则黄色，即谓热痢，在小肠则白色，即谓白痢。若血管有坏，则血泄入肠，随胶粪同出，即谓血痢。尝同西医剖验，见有时肠体胀大，变紫色，或竟枯干，或一节黑色，或红烂一孔，此症将死，必累别部。

某详细研考，配合此丸，能安肠，能止泻，能通津液管、血管，能消肠内外膜之胀，即肠有微坏皆可愈。服此庆再生者指不胜屈矣。今虔制以售四远，请尝试之。

计开：

泻痢纯赤而腹胀疼，里急后重者，金银花三钱，荷叶三钱，煎汤下。

泻痢白而腹胀急，肛门酸坠者，枳壳三钱，莱菔子钱半，煎汤下。

泻红白相兼之痢者，无论有无里急后重，山楂五分，连翘心钱半，煎汤下。

泻黄汁之痢，陈皮三钱，东波豆蔻三粒，煎汤下。

平人水泻不止，木瓜一钱，乌梅二粒，薄荷一分（后下），煎汤下。

患痢戒食腻滞难消之物，一切海味、水果、生冷。只宜食瘦肉及清润和软之品。有热、有毒之件更不宜食。

既用此丸，切不可再服他剂。

此丸小儿三岁内每服一分，稍重病加倍，再重更加一倍，药引照减二份。十岁内每服三分，重症服六分。十六岁每服六分，重症一钱。大人轻症每服一钱，重症一钱五分。每日服药三次，轻病一时愈，次病一夜愈，极重者无论如何危殆，如法调治，戒口数日，必愈。

孕妇不忌。

## 小肠气疝气神捷摘铃丸

病在肾子名疝气，一名小肠气，俗称也。夫人之肾子，其质如脑浆，如脊髓，其中由脑部发源之白筋组织茂密，又有来血管、回血管朋比而列，各管之中排列最密而多者为贮精管。厥管自微至著，与各管并脑白筋错综虬缭，其空处则补以如脑之白浆，凝结成丸，外又裹以薄软筋衣，即肾子也。子上复生蒂筋系之，系中通为透精入肾茎茹泄之路。是系又歧透腿缝，倒入肚角内膜，弯接腹里膀胱，底下歧生蓄精二囊。囊又有管多条，再透脊髓，上通头脑，以为精之来路，此肾之功用部位源本也。有时努力挣举，气下坐，逼入子系；有时突然坐下，震伤子衣；有时临房忍精逆逼精管；有时阳强硬忍不房，管有郁精；有时久坐日炙木石，热毒入囊；有时久坐冰凉铁石，精为冷气凝住；有时久居湿地，久穿湿裤，湿毒入囊；有时多用春药，热毒入子。

以上各故，皆令肾子生病。其病之作，或精管瘀痛，或来血、回血血管凝瘀发热发痛，或令子中脑白筋胀大而疼，或令子中似脑之白浆变硬，肿热而痛。有子坚硬日长日大者，有子胀人而软者，有囊皮并肿大红厚者，有肿厚而不红者，有连小腹抽坠不能行立者，有头眩作吐者，有浑身寒热交作者，有酸抽难当，冷汗如雨者，此小肠气之所由作也。其病或一发即愈，或时发时愈，或久发不愈，带病延年。某是药，去病如操券，一二十年者，旬日而根株永绝，新起之病，固随服随愈也。

计开：

肾子坚硬，日长日大者，淮牛膝二钱，煎汤下。

肾子胀大，软而不硬但坠痛者，橘叶三片，煎汤下。无橘叶处则以干橘皮代之。

肾子筋系胀硬作痛，金银藤一两，煎汤下。

囊皮胀厚而红热者，苏子二钱，煎汤下。

囊皮胀厚而不红热者，刘寄奴二钱，煎汤下。

痛连小腹，抽坠不能行立，八角茴一钱，王不留行钱半，煎汤下。

肾子坠痛难当，头眩作呕，冷汗如雨，川椒三分，金毛狗脊二钱，煎汤下。

服药戒房事、努力、海味、鸭蛋、茭白、鱼虾、春药、跶跳、饮酒等件。

此丸每服十二粒，小儿十岁内每服六粒，五岁内每服三粒。病新者入口痛定，一七日愈，患一年者二七或三七日愈，患一二十年者服之一月或四十日愈矣。若病难愈而肾子肾系囊皮等有未复完之处，不妨多服药数日，以断根株。

## 肠红血见愁丸

大小肠内膜布血管极多，坏即由肛门泄血，或名血痔，或名肠风，其认证皆左。大抵食炙湎酒①，嗜辛辣，恃勇力，忍精不泄，忍便行房，皆足致病。人身以血为本，饮食化之有限，苟得下血症，必致面黄而唇白，气喘盗汗，怔忡健忘，延之者体不可支矣。予友有困于此者，予授之药，不一服而愈之。谓予不信，试尝此药。

计开：

粪前下血者，槐米三分，煎汤下，愈。

---

① 湎（miǎn 免）酒：酗酒。湎，沉迷。

粪后下血者，莲须三分，煎汤下。

妇人血崩不止，白矾少许，调汤令微酸送下，立愈。

此丸每服重病一钱，轻病五分，视下血每次多少，为病之轻重，轻者一服愈，重者数服痊愈，神效之极。

## 灵宝通关吉祥散

人之鼻通于天，呼吸之妙器也。人之命系于脑，血气之机杼也。有时脑窍或窒，即令鼻之呼吸暂停，而人亦陡然如泥块而无所知觉。计其症而略分之，曰中风，曰中气，曰中寒，曰中暑，曰中瘴，曰中暍，曰中痧，曰小儿急惊风，曰老少中痰。夫脑塞日瞑，气沉色变，多悠悠不醒，默默死去者，是时病来急聚，牙关紧闭，灵药难施，其七窍中塞而尚通者只余鼻窍耳，由是苟用妙药以攻之，能直达脑部，撞开结纽，人亦嘤然①启矣。

某列试古人遗方，未著成效，因留心有年，合成是散。法则由古，而方则惟新。是散也，还魂返魄，籥气通天②，承鼻之双孔而嗅之，无不一嚏目扬，拔然兴起，迨居家出路护身之灵符，人鬼关头解危之大宝也。

计开：

中风、中痰、中暑、中痧、中气、中暍、中瘴、中恶

---

① 嘤然：喻声音细弱。

② 籥（yuè 阅）气通天："籥"当作"籥"，本指鼓风吹火之竹器，文中以通气用具喻气机调畅。"籥气通天"喻"通气力宏"。

等一切危症，猝然晕眩，牙关紧闭，不省人事，取散二三厘，吹入鼻窍，立时苏醒。

小儿急惊风，双目天吊，身如反弓，咬牙晕厥，不醒人事，取散二三厘，吹入鼻窍，立时苏醒，醒后服本斋专治急惊风症雷勒苏儿丹，立即痊愈。

产妇猝然血晕，或产后风晕，不知人事，取散二三厘吹入鼻窍，立时苏醒，醒后服本斋产后金篦丸，立愈。

## 三奇药茶饼

药茶乃治病之萌，夫入而知之矣。然世之制者不啻十辈百辈千辈，而卒无一神异者，非病之萌不易平也，盖未审病之所以萌也。某心推目测，审脉三者，尝苦索之，考知感冒中人，全变血质，感寒凝塞，感暑瘀黑，感风红结，且其血凡受感传入有所凝塞瘀黑红结之处，在头则头胀疼，在胃则呕吐，在肠则霍乱作泄，在回血管则周身冷热不定，在脑则发战，手足尖冷，在肚则痛。

此药切中其病，饮之立效，与凡世之所制不同。夫名之曰三奇饼者，汤清澈底，艳若丹霞，此色奇也；馨香甘和，无恶药味，此味奇也；药藏愈久愈妙，虫蛀更香更灵，外感入口即愈，兼治夹色伤感直中三阴，咽入即痊，此药奇也。有此三奇，永以为号，神效之功，笔难罄书，用者自知。

计开：

暑热感冒，呕逆、身热、肚胀，一切等病，荷叶一片同煎，即愈，重症再服。若口干，加葛根五钱，黄芩三钱，同煎。

暑热疟疾，杨柳枝三钱，煎汤下。

暑热红白痢，金银花五钱，同煎。

秋冬感寒，生葱三钱，生姜二片，同煎。

盛夏，色后感暑，芦根三钱，同煎。

寒月，色后伤冷，生姜五钱，胡椒三分，同煎。

此药每服一锭，壮实人每服二锭，小儿周岁已上四分锭之一，五岁之内服半锭，五岁外每服一锭。

孕妇可服不忌。

## 参桂达气行滞消食饼

夫日食千羊不饱，不食亦百日不饥，闻上古神人常有其事，然世之人则不然，不食则饥不可耐，过食亦饱不能胜，虽有酒如淮，有肉如林，难快其吞嗜之志也。且小儿脾柔，老人气馁①，饱饫过度，不特②气胀停滞，噎逆蟊闷，且诸病因此而丛生焉。俗医辈概以神曲、山楂等导利之品视为秘诀，岂知磨脾伐气，元精暗伤，即暂快一时，

---

① 馁：馁，意"贫乏，不足"。

② 不特：不仅。顾炎武《日知录·古人集中无冗复》："古人之文，不特一篇之中无冗复也，一集之中亦无冗复。"

而遗累无已，倘屡用不黜①，终身必有难名之疾矣，是不啻引虎归家，酿痈求痛也。

某参人身之理，准药术之奥，合成是药，味甘而气香，壮脾而消食。凡少小老大，饱饫过度，胸膈滞塞，咀嚼一饼，满口津生，馨注喉舌，而气达滞行，消食之捷有如以手按物，徐徐化去，风消雪释，俄顷晏然②，功能实伟著矣。

计开：

饮食过饱，停滞气胀，咀嚼一饼，或以开水调服，即时气达滞行，饱胀立消。

胃口不开，不思饮食，每早晚嚼一二饼，或开水调服，胃口立开。

小儿胃口不开，日以半饼与服，脾胃立建。

此饼为消食加餐，达气行滞，开脾壮胃之妙品，且味美臭香，每嚼二三饼无碍。

孕妇不忌。

## 开喉亮音振声饼

夫哑者，无所害于聋者之听固矣，然世不尽聋者，则以声言价之流，岂能自安于哑乎。夫千金博价，仗喉舌为

---

① 不黜：不止。

② 晏然：安适，安宁。

生涯者，有时千啭求工①，用力多而玑喉暗；有时名隆招妒，倾轧者携毒害其音；有时百病纠缠，喉膜伤而佳音改。三者皆损其声音，竭其生计，良可衰者也。

尝考之，人之喉音有气窍、食窍。气窍者，其口生肉靥②一片，盖遮之而上连舌根，凡开口舌动，则肉靥启闭以激之成声。舌卷纾，靥动荡，两相因其形而激以成某音，此人之所以言而有声，声而成字也。故肉靥薄者其声清，肉靥厚者其声浊，肉靥长薄者其声灵。肉靥不敷掩闭气窍，则气出无激剥之器，则言而无声，即哑矣。有时因歌喉过啭，或大声疾呼，肉靥启闭展缩过劳，功力乏而靥体之筋脉弛纵，则舌动而靥之用不灵，则声或哑，或沙，或短竭，或干滞，或无余韵矣。大病所伤，风邪所激，毒药所贼，皆系于肉靥之功用。何如也？夫靥之功用暂失则声暂变，竟③失则竟变矣。

某考核明备，订药妙密，药成用之无不效。其药也，甜如谦山之雪，香同月桂之英，含之喉津，嚼之音朗，用之者诚今日有惭吞炭④，翠⑤晨即拟凤鸾霓裳羽衣之妙音，何难人间常步哉。

---

① 工：精巧，精致。《广雅·释训三》："工，巧也"。

② 靥（yè 业）：犹指声带部。

③ 竟：永久。

④ 吞炭：通过吞炭，毁坏嗓音。典出《尸子·卷下》："昔夏桀之时……曼声吞炭，内阒而不歌，飞鸟铩翼，走兽决蹄。"

⑤ 翠：疑为"翌"之误。

计开：

高歌失音，含之立开而音更佳。

熬夜失音，含之立开。

为人用药毒害失音声哑，日夕含食，七日渐开，半月清亮如前。

病后失音，日夕含之，七日渐开。

感受风邪失音，含之立开。

此饼每含口内任其自化，徐徐咽下，含食多枚无碍。

## 醒酒梅花饼

酒之一物，古人以之成礼，亦所以联欢耳，故古语有云：为酒无量不及乱，适可而止，无贪心也。诚以饮酒不可过，过则醉，醉斯病矣。彼沉缅于酒，以酒为生，不足论矣。夫斗酒不醉者，酒中仙，岂易见乎？下此而嗜之者，则亦不醉无归乎？当其良会所契，燕乐嘉宾，支盏传壶，百计酬畅，在好酒者，固觉千杯之少，即不饮者亦兴高莫遏，不甘独醒。及其醉时，或呕吐狼藉，或号吟枕畔，或喜笑怒骂，或啼哭跳叫，或酿祸不置，或跌碰自残，或周身痛苦难堪，或醒后身如大病。此酒之入人脏腑不同，故呈于外者各别。总之，酒多乱性，醉态百出，不一而足，甚至伤酒极深，或七窍流血，数时而死，或伏脉数日，奄奄而毙。

嗟乎！酒本为成礼联欢佳雅名贵之物，而一有不慎，小则败事招祸，大则致病戕生，不亦冤乎！某心怜酒海浮沉之士，酒阵败绩之臣，如是博求酒坛假勇之丹，酒垒解危之品，春花秋实，指剔针缀而取其蕊英，仙草灵苗，鼻嗅舌尝而辨其性品。药物既订，配合无讹，成之，以惠酒民，咸称酒池之风浪无威焉。是药也，虽非治病却老之灵宝，信为酩酊消魔之上珍，既醉以酒者，请尝之。

计开：

饮酒酩酊大醉，百态风生，含嚼数枚，立时酒消人醒，精神奕奕。

饮酒嚼食一二枚，可多饮不醉。

饮酒呕吐头眩，嚼食一二枚，立时止呕吐，苏醒无事。

酒醉将死，取药六七枚或十枚，捣烂调凉水灌之，再以新汲水多多浇淋头发及胸前，不久即苏醒。

酒醉已甚，七窍流血，急以生豆腐一大块，约重四五斤，贴心胸。少时，豆腐热，再换过豆腐。又以凉水浸发淋头，少时，血渐止。即取饼十枚，捣烂调凉水灌之，良久即醒。醒后再以凉水调饼十枚服，一二次痊愈矣。切勿弃而不救，惟过饮高粱汾酒，误吸旱烟、水烟而致七窍流血者，此饼不能救治，以其烟气引燃烧酒，焚灼五脏，无可救治耳。

常饮酒之人，每酒后含嚼一二枚，则终身无因酒毒患病之症。此饼每服一二枚，含之，任其自化咽下，多服无碍。

## 四匮暖脾姜

师曰：吾夫子不彻姜食①，岂仅以通神明去秽恶乎？昔东坡见胡僧炼饵姜乳②而童颜鹤算③，姜之微功始见端的矣。夫姜者，东南之圣草也，凡脾寒者所食不运，胃寒者善呕吐，肺寒者善唾沫水，四匮暖脾姜者，神治之，功超凡草木远矣。夫姜，其性温，其味辛，益脾胃，散风寒，通血脉，止呕吐，化痰涎，除烦闷，去水气，消胀满，定腹痛，消宿食，理脾冷，体其性又从而炮制之，其功力更加百十倍焉。凡呕水涎，吐沫痰，肠鸣呜呜，腹胀篷篷，食而不化，泻水不止者，月嚼而日食之，其病立已而体健。盛冬大雪盈丈尺，含是姜以冲寒者，通身温暖，神功可具见矣。某今遵师法而炮制之，药成售焉，以为卫生之一助云。

计开：

常呕冷涎寒水，脾部入夜常胀闷者，日嚼一二钱，立愈。

常吐白沫寒痰者，日嚼之，愈。

---

① 不彻姜食：常食姜。彻：撤去。
② 姜乳：指姜乳饼，苏东坡从僧人处学习以姜制饼，名曰姜乳饼，食之健体延年。
③ 鹤算：长寿。

食物常呕出不化所食，胃有风气，或放屁，或打嗳，始觉稍松快者，日嚼食之，愈。

冬月伤寒，头痛项强，四肢或逆冷，或腹痛寒战，轻病二钱，重病三钱，以苏叶三钱加入，浓煎服下，立即汗解而愈。

肠鸣呜呜，腹胀篷篷者，日嚼食之，愈。

老少男妇，或产后中寒邪，中风邪，咬牙晕厥者，以此姜二钱或三钱煎汤灌之，立醒。

老少不服水土，呕泻，嚼食之，愈。

老少痰、涎、气常膈臆，日嚼食之，愈。

老少四时饮冷，停食或冰水瓜果所伤，胸胀，洞泻，嚼食之，愈。

老少受寒喘嗽，嚼食之，或以开水泡食之，愈。

此姜既经秘法制过，其性大温大热，壮中气而益三阳，乃专治中焦寒冷之无上妙品，比寻常干姜之力加百十倍矣，凡系热症火症，切切不得尝试。

## 变老和阳星精龙髓酒

丙寅之春，三月既望①，与炼士无欲子、老禅寂真、医门高师蓬莱尚隐述愚叟心雪山人李某，话于罗阳药室。

---

① 既望：农历每月十六日，满月后一天。"既"，达到；"望"，望日，即阴历每月十五。

野花流芳，鸣禽送音，肴核①粗陈，纵谈四表。

无欲子谓予曰："天之气清明而无极，地之精元浑而无端，阳和之气外达，是以我与子此身生也。夫至阳之气，九九而终，至阴之精，八八而涸，任彼阴阳既竭，则四大告穷，虽然餐松饵术，未膺②却老之秘，而终山远童之术未泯，道在斯乎，良亦有术耳。夫螭龙非有珠也，潜阳所凝；枯阳非有梯也，真阳所擎。剥削未完，根蒂尚在，滋渥灵液，阳光渐生，是不难自微至著，积健为雄。盖血者，有形之物，可以减，即可增，减则衰，增则壮。精者，血之所化。气者，精血二宝之蒸腾。神者，血精气三物积厚流光之真爽。若培养既周，饮啜不已，真气蓬勃，元神充牣③，而衰翁还少，百岁犹能生子，及年过古稀而耳聪目明，行及奔马，于此而欲用药以培之，诚非草木金石凡品之可拟焉。"

予乃敛气而告曰："天风飘飘，六合④动摇，今先生将以赤霄习琼书⑤、金匮玉诀见示下愚耶，抑以九转腾变灵奇妙丹遗赐不肖耶。"无欲子曰："苍龙之精也，瑶光之髓也，配以雪核云葩之芝，佐以黄蕊、朱英之草，非姜、桂之辛灼，非术、附之焦凝，浸以清酒，炼以水火，消息阴

---

① 肴核：肴，肉类；核，带核果实。"肴核"指代果、肉食物。
② 膺（yīng 英）：得到。
③ 充牣（rèn 认）：充满。"牣"：满。
④ 六合：泛指天下。
⑤ 赤霄习琼书：出家人诗文之美称。

阳，周天候足，百日乃熟。熟则灵液生光，香浸髓隙，一杯试啜，遍体苏和，日饮几杯，将见尪瘵①柔夫身强而现寿者相，几不知人间有老死事矣。若人精冷无子，阳痿无子，甫交即泄，不能生子，天生茎软，不能生子，是皆为废疾，永作弃材，则服之七日而强，百日而成丈夫相。神哉药乎！今请奉辱，愿并开天赞育膏、彭老守身丹及诸奇药而传。某秘制之以授用者，凡七八十岁衰老瘝败之人，后皆身强无疾而生子，不举者亦如说而痊。"

计开：

年未三十岁，每早晚服酒五钱，极弱者一两，四五十岁，每服一两，弱者酌加，男妇皆可服，久服更佳。

男子腰酸头晕身弱，夜梦频泄，或精神软弱不能作事作工，或阳痿精冷不能生子，或甫交即泄，皆服之一月而愈，再月而强，久服更佳。

男子或天生茎痿不能生子，服之一遵多少法度，一月而效，百日而愈。

老年不论男妇，凡腰弯背驼，头眩气弱，夜多小便，寒月双膝冰冷，两腿髓枯，手足无血，服之一遵法度，一月或百日强壮，久服更妙。

妇人面青唇白，腰酸足冷，气血过弱，子宫寒冷，服之一月而温暖，百日身壮有孕，久服更佳。

---

① 尪瘵（wāngzhài 汪寨）：体弱多病。

此药酒乃补血、补精、补神、补气之品，服饮之人，若觉阳气过壮，每日应减所饮，不可乘此恣欲反损身体也。

## 伤酒疯瘫如仙露酒

一斗亦醉，一石亦醉，酒中仙固极乐乎哉！然精神有限，终年曲糵①沉缅，久则本原耗矣。于是有手足酸痛者，红肿者，不能举不能行者，名曰酒风手、酒风脚。其病与风湿骨痿不同，调治之，非以泛常消风湿、补气血者所能疗。疗之药亦非泛常方书所概载，然则一任糟邱子羽化而登仙乎？某心怜酒国捐躯之臣，访得壶中忘忧药，凡病是者，一杯即足以见功。慎勿药甫服之，酒即馈之，则反为酒困，而手足无所措矣。

计开：

饮酒至手足红肿而酸软抽痛，每日早晚饮一杯，其手足红肿处，以油杉节、樟木煎汤，日日浸之，一七日大效，旬日痊愈。

饮酒至胃部常胀，吐水，吐涎，将成酒顶，早晚各饮一杯，愈乃止。

饮酒至面鼻渐红，食量渐减，精神日削，病患丛生，早晚各饮一杯，愈乃止。

① 曲糵：代指酒。

饮酒至手足麻痹，早晚各饮一杯，愈乃止。

饮酒至气喘痰多，将成酒痨，早晚各饮一杯，愈乃止。

饮酒至停酒即遍身转筋，早晚各饮一杯，愈乃止。

饮酒至停酒不饮即食物不能下膈，坐卧不安，早晚各饮一杯，愈乃止。

饮酒至酒毒入骨，四肢痿瘫，早晚各饮一杯，愈乃止。

此药为调治饮酒得病之妙剂，病轻者每服一杯，重者加一二杯无妨。

## 追风除湿大洗髓酒

古有龙宫禁方、华佗青囊、长桑公秘方，意奇而法正，治病病立起，一若能回造化之力者然。世固愿得者众，然而传之者卒鲜。曩高凉①黎氏有贫姥，烟火常绝，某馈之勤，敬其老也。久之，姥病，乃告曰："夫云腾羽举，九转金液之丹，法秘上仙，不可得见矣。顾有夺命回天换骨还魂之剂，先生识之否？"某谢曰："有愿未能也。"曰："肢弯、足曲、肉缩、筋战，生体所废，医士所弃，先生怜之否？"某谢曰："怜则怜矣，欲救未能也。"曰："无已，先师尝传祖以及夫子矣，殆所谓意奇而法正者，

---

① 高凉：地名。今广东阳江市。

予癀老不识字，请陈先人函，先生省之否？"某拜曰："佑启我后人，小子何修，谨奉教。"姥进函，垂涕而道："先人有言曰：风湿之中人也，甚或膝弯、骨痛、肢痿、体废，筋脉摇战，血气败坏，世鲜能治者，得此药而疗之，则浃旬①而肌粟②生，困惫祛矣。吾必授之君子人也，不则，毋妄传。今先生德我，以故辱报③之。先生因而幸济世，庶慰先志于不没。"

某拜受，姥复以滋采灵草以某所未达者口授于某。某于是参格物法，考风湿病源，参化学法，考姥传函秘，探岩搜穴，毕萃诸品，而此酒由是酿而出矣。问世未久，即有告某足痿能行者，有告某手废能举者，有告某遍生肌粟而病除者，有浑身凛战，饮之而旬日间作书谢者，有僵卧多年，饮之而能离床蓐、舒肢体、乐而卖酒为予寿者。嗟乎！追念法所自来，微④姥惠某，何以逮此。某既感姥言，而以济世为急，又复思古之龙宫华佗长桑公，虽未见有所传也，其意殆犹是。夫药之效，服者自领之，其法详列于下。

计开：

久患鹤膝，双足弯废，膝盖生大，动肉收小⑤，每早

---

① 浃（jiā家）旬：一旬，十天。
② 肌粟：据上下文，"肌力"之意。
③ 辱报：真心报达之意。辱：谦辞。
④ 微：无，没有。《论语·宪问》："微管仲，吾其被发左衽矣。"
⑤ 膝盖生大，动肉收小：鹤膝表现为膝大胫小。

晚服此酒，外以松叶、菖蒲煎汤，日淋患处，旬日痊愈。

手足及周身麻痹服此，患处麻者略麻，痛者略痛，旬日渐解而愈。

服此忌食鱼鳖海味及燕窝等滋阴物，羊牛肉等补物，地黄、阿胶、虎胶、龟鹿胶、当归、参、芪、术等补药，酸醋等敛物，蒜韭等燥物。犯此必败，药将不灵。

此乃起废可必之药，宜专任其力，若兼服他剂，反无功效。

有病人宜空腹服之，勿用菜佐饮，只食枣一二枚。若无病人服之，亦可壮健筋骨，逐去风湿，用菜在所不禁。

此酒随量而饮，微醺即止，令略出汗，湿由骨缝透出，受益无穷也。

## 遵古真方参贝橘红①

橘红温脾宽中，化痰达气，人参生津健胃，养血利阴，佐以他品，炼为含饵，老年人、气弱人，起居含嚼之，以添扶脾生津舒膈行痰之力，信古之佳方也。后世浅陋辈，益以青盐、乌梅等味，不一其制，变其色味，名称纷然，反致腻膈关痰，拥②脾滞气，殊左古之精义，大堪喷饭矣。某仍遵最古始制之法而炼之，非有秘也，但方真

---

① 遵古真方参贝橘红：原为"遵古真方法制参贝橘红"，与原目录互参后改。

② 拥：同"壅"。

物精，炮制无讹，适堪应用耳。售者嚼之，真味特膄①矣。

此药老少日夕含嚼之，能化痰开膈，壮气消食，和胃醒脾，极为神妙。

## 养阴润腑妙制燕窝胶

夫燕窝一物，原海燕居南洋各岛者，啄嫩软白石英咀之如胶泥，以致厥巢，盖将坚附于绝壁，毋惧风雨，作滋生之宫宇耳。智者攫其涂巢之料，是即世之燕窝也。其为物，质如丝絮，白如霜雪，柔滑清洁，迥异恒物。厥味则甘淡，而性则温平。厥功则为润内膜，养阴津，降虚火，益血液，消热痰，名贵之饵。盖物成于软白石英，故功效亦如之，且燕口嚼含既久，真津濡溢于内，是金石之英而益以血肉之性，滋补功力，迨石英又远逊一筹矣。惟厥珍出自遐檄，非中产，人不易常食，而精品难购，烹炼亦具有窍妙。今采其上品者，水火修明，炼成胶饴，复以妙法固贮，而藏之亘不败坏。购之者，倘晨昏思索，即凿盒挖取一匙，调以沸汤，立成美羹，且晶莹滑软，香扑口鼻而甘沁心脾，润里消痰，翼养筋血之真阴，其功莫大于是。斯则卫生养身者，居家出门便之。

计开：

肝火常旺，口燥目赤，耳常蝉鸣者，早晚以沸水

---

① 膄（shòu瘦）：同"瘦"。《康熙字典·肉部》："本亦作瘦。"文中喻不滋腻碍胃。

调食。

血燥胃干，舌起红边，口尝有血臭腥者，早晚以沸水调食。

肺燥脑热，常流鼻血者，早晚以沸水调食。

肺燥膜涸，干嗽无痰，卧起口干者，早晚以沸水调食。

腑液枯涸，咽喉干燥者，早晚以沸水调食。

色欲过度，神不安晏①，夜难入眠，开目口干，合目多梦，早晚以沸水调食。

小儿周身皮干如锉，黄瘠无神，早晚以沸水调食。

夜多操作，失眠，邪火上蒸，牙松口苦，神志浮动者，早晚以沸水调食。

此胶每用一茶匙，调以沸水大半碗便合，用时将盒凿开，不开十年不坏，诚妙法也，用者识之。

## 真料世行卫生丸②

卫生丸非本斋秘方，向不配制出售，今光顾者屡询及之，爰采上料，虔修配合，药虽佳于恒等，而名仍不忝窃③也，附纪其略于简末。

计开：

天下公共原引称云：此丸专治男女各种虚损，无病常

---

① 安晏：安定，安宁。
② 世行真料卫生丸：原为"世行公方真料卫生丸"，据原目录改。
③ 忝（tiǎn舔）窃：忝，有愧于。"忝窃"，谦言，意谓"徒有虚名"。

服，身体强健，益寿延年，诚卫生之圣药也，治款详于后。

男子中年，百计营谋，忧思过虑，伤损精神，四肢困倦，气喘心惊，怔忡健忘，夜卧不宁，饮食少进茯苓、菖蒲各一钱，煎汤开服，倘服此丸见热，宜用麦冬四五粒，煎水开服，或用龙眼肉一钱亦可。

酒色过度，耳鸣眼花用红枣、核桃肉、陈皮，煎汤开服。

科场应试，百种构思用一丸两次入口含化，大能倍长精神，终宵不倦，或用红枣、龙眼肉煎汤，预服一二丸更妙。

妇人气血两虚，月经不调，不能成孕用炮姜一钱，升麻三分，煎汤开服。

气虚不能摄血，或经水过多，或崩漏不止用炮姜一钱，升麻三分，煎汤开服。

多年不孕或孕疏歇，或遇怀孕辄被小产①黄酒开入童便、姜汁少许，和服。

月经乍歇，或似有孕，或疑闭经用黄酒开入姜汁少许，和服。

经期不定，血色不常，头晕眼花，腰腹刺痛，四肢无力，精神怠倦用黄酒加姜汁开服。

气郁不舒，夜梦心跳，盗汗自汗，不思饮食茯神、菖蒲、生晒、龙眼肉各二钱，煎汤开服。

---

① 辄（zhé 哲）被小产：总是流产。

风虚头痛，骨痛，下部寒冷用黄酒开入姜汁少许，开服。

产后气血两虚，精神困倦，不思饮食，诸虚百损用黄酒开服。

二十余岁，经尚未通，时常腹痛用泽兰、红花各一钱，煎汤开服。

五十余岁，经尚行者用姜炭钱半，升麻三分，煎汤开服。

老年气血虚弱，时常有病，常服百病不生，精神壮健。

以上各症，服时戒食鱼腥、萝蔔①、瓜果、肥腻、煎炒、寒凉、滞气、生痰等物。

查原引所列，计有治症错误者若干条，今经本斋订明册去②，以免误人，凡此单内未列之条，他症切勿妄用。

## 卅行戒烟参茸丢枪丸

戒烟丸一药，行世者林立，无不有烟膏在内，或有烟渣土皮制之。其意以为，丸含厥质若干，迨服之者，丸既减，则质亦微减，尽，则瘾乃断。立法者其心非不美，无如③药内用烟等，则控制棘手，佐使极难，欲善其术，非易事矣。若用及烟渣土皮，则遗害愈烈，更不堪问。故初服厥丸，无不称曰：善于止瘾。及服之稍久，则于烟瘾之外，转添丸瘾，何也？盖用药未能钳制得窍，迟之，丸中

---

① 萝蔔：萝卜。
② 册去：删去。
③ 无如：无奈。

所含烟膏、土皮等质反得肆其毒，觥①而奈何人身耳。

嗟夫，食烟者本因厌恶其瘾，痛心疾首，思得妙药，志在必除其痼祸，今不幸又为药误，烟瘾如昨而反增丸瘾，受累之惨，抱恨之深，岂尚堪言状哉？

本斋素制通灵仙草洗心丹者，乃多年考究所成，纯以奇草妙药炼合为丸，毫无烟质等件。色黄，嗅香，味甜而功伟，服之烟瘾不期而断，如操左券②。久，彰彰在人耳目中，非泛常之品也。惟间有嗜烟之人，将是药嚼之嗅之，以其毫无烟味烟嗅，虽能断瘾如神，反若意有不称，心有所失，尝屡询本斋，加烟配成之丸，有无妙方云云。本斋原承诸公殷殷③，是以又不惮烦琐，复遍考以烟和药，配成有益无害戒烟方法，今制成是丸，付于通灵仙草洗心丹之后售诸世，庶另备一格而慰诸公访询之雅意，亦将以使诸公性之所善而摘用之，非本斋眼涎心算特工④其猎财术也。

是丸配以补精壮神之品，佐以剃癞⑤退瘾之材，茸血参津，楠油龙沫，珍贵之品，订合不一，加以提净，烟膏若干，以为声应气求导药退瘾之用。夫制虽如恒等有烟，而服之则妙用特见而老瘾必断，且丸瘾遗患两者全无，服

---

① 觥（gōng 公）：原喻大，丰盛。此谓加重毒瘾。
② 操左券："稳操胜券"之意。
③ 殷殷：恳切。
④ 工：擅长。《韩非子·五蠹》："工文学者非所用，用之则乱法。"
⑤ 癞（jī 积）：同"积"。

时饮食强健，精神适常，百病不生，丰神迥异，执世行以烟渣、土皮所制诸戒烟丸而较之，则是丸有益无害，独造其极，此用药君臣控制之妙，佐使明良之奇，有两相需之微妙而成之，非三折肱，涯岸未易窥也，用者志之。若欲神奇妙捷，有如通灵仙草洗心丹焉，则本丹亘存，诸君盍求诸。

计开：

每烟瘾一分者，初日吞丸二粒，烟瘾一钱者，初日吞丸廿粒。吞时茶汤任便，每隔三日减去药丸一粒，俟丸药减尽，烟瘾自除，烟癖烟毒亦自然净尽。且吞丸药之时，毫无辛苦，身体陡壮，精神健爽，诸病全无，诚戒烟有益无患极妙之品。

平常每日本来吸烟几次，服丸药亦应照样，仍分几次吞之，减丸时则应逐次递减之。

# 卷　二

## 外科目录

---

① 打不死丸：原为"跌打断骨打不死丸"，据正文改。

|  |  |
|---|---|
|  | 小罐价银壹钱捌分 |
| 痔科消肿断根丢拐杖散 | 每大罐价银壹两 |
|  | 小罐价银伍钱正 |
| 固齿银犀散① | 每大盒价银壹钱 |
|  | 小盒价银伍分 |
| 狐臭天香散② | 每大罐价银柒钱贰分 |
|  | 中罐价银叁钱陆分 |
|  | 小罐价银壹钱捌分 |
| 汗癣汗瘢秋水散 | 每大罐价银伍钱贰分 |
|  | 中罐价银贰钱陆分 |
|  | 小罐价银壹钱叁分 |
| 痒疥恶癞一抹散 | 每大罐价银肆钱 |
|  | 中罐价银贰钱 |
|  | 小罐价银壹钱 |
| 干湿诸癣神符散 | 每大罐价银柒钱贰分 |
|  | 中罐价银叁钱陆分 |
|  | 小罐价银壹钱捌分 |
| 牙科止痛索笑散 | 每大罐价银叁钱陆分 |
|  | 小罐价银壹钱捌分 |
| 臁疮烂脚寸金膏 | 每大贴价银贰钱肆分 |
|  | 小贴价银壹钱贰分 |

---

① 固齿银犀散：原为"洁牙固齿银犀散"，据正文改。
② 狐臭天香散：原为"身体狐臭神妙天香散"，据药名整理条例改。

吮毒化疮华佗膏 　　每小贴价银壹分伍厘

中贴价银叁分

大贴价银陆分

顶大贴价银壹钱贰分

成盒者小盒价银柒钱贰分

大盒价银壹两肆钱肆分

祛风吮湿火龙膏 　　每大贴价银壹钱

小贴价银伍分

英雄练力壮腰神武膏 　　每大贴价银贰钱肆分

小贴价银壹钱贰分

刀伤焊皮丹① 　　每大罐价银壹两

中罐价银伍钱

小罐价银贰钱伍分

降龙尺木丹② 　　每丸价银柒分贰厘

每盒拾丸价银柒钱贰分

眼科去痛消翳夜光锭 　　每锭价银壹钱捌分

练武调力神勇酒 　　每大瓶价银柒钱贰分

小瓶价银叁钱陆分

解冻嫩面春不老 　　每大罐价银柒钱贰分

中罐价银叁钱陆分

① 刀伤焊皮丹：原为"止血结口止痛刀伤焊皮丹"，据正文改。
② 降龙尺木丹：原为"蛇蝎毒蛊疯犬等毒降龙尺木丹"，据药名整理说明改。

| | |
|---|---|
| 僻瘟解秽三妙神香 | 小罐价银壹钱捌分 |
| | 每枝价银叁分陆厘 |
| | 每卷价银叁钱陆分 |
| 杀虱九香露 | 每大罐价银捌钱捌分 |
| | 中罐价银肆钱肆分 |
| | 小罐价银贰钱贰分 |
| 世行真料薄荷油 | 每大罐价银贰钱 |
| | 中罐价银壹钱 |
| | 小罐价银伍分 |

## 杨梅疳疔洞天化毒五明丸

花柳百毒，毒愈染愈深，疗之亦易，疗之不得乎法则难。某考受毒之原有三：毒初入肾窍即流浊，其色不一，白黄青绿皆是，流浊黏惹，渐溃茎头，重则全茎烂平，即俗名风前泪烛疳者，一也；毒渐上传，周身寒热，头重身酸，饮食无味，午后更重，两腿缝大筋肿胀作疮，即俗名鱼口便毒者，二也；毒传遍周身，午后乍寒乍热，浑身痛楚，发根先发小疮，次及周身，若嘴角喉舌肛门皆渐作疮，或起厚黄痂，或白脓，或红圈，或硬粒，即俗名杨梅疮、米粒疔、铜鼓疔者，三也。

世之疗之者，率用药散、药油、药膏搽擦臂阴股阴动脉，又有以纸裹药捻为线，口含绿豆汤，令嗅之，或以药作香，焚之，使闻之，更有日服小丸七粒，并有以药和制淡巴姑①令吸之，甚至有以药养鸭，令宰而食之。程②其效，皆言或七日，或二七日，或三七日。疗之者，自以为得之矣，然非徒无益，而又害之也。何也？彼盖欺饰以诳人也。

某藏此方久矣，亟搜珍品，精加制炼，今出而问世，盖欲以疗花柳百毒也，非如世之疗之者欲神其效而转未善其方也，试之者自知之。

计开：

花柳毒聚两膀，患生鱼口、便毒，恶咳初起，早晚吞丸十六粒，牛蒡子一两，苦葶苈一钱，皂角刺二钱，煎汤下。数日渐消，以消尽为度，如已溃破，以本斋吮毒化疮华佗膏贴之，十余日渐渐收口而愈。

花柳毒聚下部，患生烂弦、蛀茎、鹅膝、泪烛包头各种下疳，无论如何红肿热痛溃烂，每日早晚各服丸十六粒，土牛膝三钱，连翘三钱，煎汤下。轻症十日，重症半月痊愈。肿烂处日以丝瓜络五钱，生何首乌五钱，煎汤浸洗。

花柳毒聚下部，流白浊，并血淋，每日早服本斋淋浊天波丸，晚服此丸十粒，以浙贝母二钱煎汤下，数日愈。

花柳毒入经络脏腑，周身梅花疮、杨梅圈、金钱疔、

---

① 淡巴姑：烟草，"tobacco"之译音。原文"姑"字无法识认，据方以智《物理小识》补。

② 程：衡量。

铜鼓疔、米碎疔、杨梅癣、杨梅疬、烂癍杨梅等症，无论溃烂如何，臭秽如何，每日早晚各吞丸十六粒，重病十八粒至二十粒，金银花一两、威灵仙钱半，黄酒煎浓送下，轻症二七日，重症四七日痊愈，皮光肉滑，生子全无遗毒，如病人有大便闭结，可加服清宁丸二三钱以利之，大便通即已此丸药店皆有卖，其余蜈蚣、全蝎、巴豆等切不可服，服之则反害。

花柳旧毒系前时为医所误，误服丹药、轻粉、银硃，及闻药线，用药擦脉门等，以至将毒坠入筋骨多年，今始发出，或溃烂成漏，或臭腐不堪，狼狈已极。每日服药丸十六粒，以土茯苓一两，龟板三钱，生羌四钱煎汤下。有气血弱而或病久者，每日服丸二十粒，当归五钱，熟地五钱，川芎三钱，党参三钱，皂子三粒，白鲜皮三钱，煎汤下。轻症一月，重症五六十日痊愈，惟遗毒发出，其症系在十年以内者，药到病除，十年以外始发出者，非此丸所能医治。

花柳各症，此丸治之如神，不但愈后永无遗毒坠毒，且曾经坠毒遗毒者，并能医痊，诚独步之方也。既服是丸，一切他药切勿再服，以败药力而自遗伊戚①也。

孕妇患杨梅，服药医症，大人可愈，小儿必难保其无毒，先此告知。若未孕以前服此丸病愈，后则受孕生子即

———————————————————

① 伊戚：烦恼、忧患。典出《诗·小雅·小明》："心之忧矣，自诒伊戚。"

全无胎毒。

服药丸后，如大便有黄涎随下，乃毒根为药推出，勿惧。

服药切戒鸡、鹅、鱼、鳖、虾、蟹，羊、牛、猪头等热毒之物，麦面、茭笋、香菇、口蘑、草菇、金菜、蒜、韭等发毒之件，酒、醋、辣椒、胡椒等辛热之品，男色、女色、手淫等伤身之事。以上各种，不遵告戒，厥药无灵，勿自悔恨。

## 打不死丸

昔乡愚有斗者，或头破额裂，沐血呻吟，或神厥肢冷，痿顿欲绝。彼时，众相喧泣，群谋报复，雠①在固结。一叟来，骤②曰："众毋捏③，祸不尔止也，今日者倘能破笑，尔曹④当安和。"言讫，众唯⑤。叟乃探囊出，曰："酒进是丸，裂者敷，伤者饮，晕者镢齿而灌，必有异用。"及半刻，晕厥者呻吟以坐，流血叫痛者谈笑有差。某不卜⑥叟所自来，但惊其药而已。有间，闻邻人坠墙覆众，某奔视，见锄土出人，三死五伤，彼亲串环泣，人众

① 雠（chóu 仇）：仇恨。
② 骤：急促。
③ 捏（chéng 成）："捏"同"逞"。放任。
④ 尔曹：你辈，你们。
⑤ 唯：赞成。
⑥ 卜：推测。

喧惶，嗟叹不已。忽睹前叟流汗浃面，拽杖疾趋，望众曰："伤乎？死乎？毋忙，毋惧。"众有识其面者，或破涕，或代作哀吁。叟曰："死者心热否？尔众急镢齿灌药，伤者随服其余。"顷之，死者活其二，伤轻者痛若失，能行，其一骨断，缚敷而卧，洽旬如初。

某见叟神术无匹，怦然心动，默识其居，端贽①而拜，曰："小子岂自顾庸鲁，他日奇能之士，皆得辱问，惟未获先生鞭叱，敢有所污于先生。"叟曰："食谷之能，尔所自具，蓬蒿之卧，何不相容？"某曰："乡人斗，覆墙出人，叟之术少概见②矣。虽然小子不足教，夫峇道激俗，有损高风，小子窃为长者不取，且医亦多术矣，卒不及先生此药之神也，朋告以广德，长者亦垂注否？"叟曰："然则有多术，药其一耳，请兼授子。"某谨拜受，竞竞然③恐或遗其术未得全也者。居毋何，某得间而问曰："初何以此药之神哉？"叟曰："跌打损伤，本无蓄毒，其败肿断裂撕掰不殊，苟药能入喉舌，巡伤急走，遏痛散肿，连绝续折，此伤新，皮肉筋骨未变，若药性电掣，顷刻完整，倘术药未精，稍延瘀变，非留为后患，即瞬息不救。昔先师芝农隐于罗浮之山，窃以市药世方，均无大验，于是遍考山洞奇药，推求辛苦，历寒暑三十有四，而成斯书及此

---

① 贽（zhì 制）：初见尊长所送之礼。
② 少概见："少见"之意。概见：窥见概貌。
③ 竞竞然：谨慎貌。

药。某记颠末①而序其神功，以余之不忘师者，子将不忘余，可也？"某受拜，详其药，若不近人情者然，且上考古籍，下逮今方，并无其物。吁！是殆医中之至人，合仙山之灵草，非凡眼肉心所能知其底蕴耶？爰②不避烦琐，采药制合，使奇药四布，以见奇功，毋负师一片相传苦心耳，既赘源流，并详服法汤引。

计开：

跌死、压死、打死、吊死，心微热稍跳动者，酒调一丸灌入。过得咽喉，立时有命。再服一丸，骨若未坏，次日痊愈。更服一丸，去尽瘀血，永无后患。

断骨者，相对断处，四周用长灯草垫妥，左右前后用薄杉树皮夹住，外用布带缠住，每日早晚酒服一丸，半月痊愈。

伤无论致命不致命，拳棍砖石，或用力努伤，或铁尺鞭铜伤者，药能入喉，性命可保。若伤处皮未破，先服药，再以一丸酒调擦伤处，轻手扑打数百下，则伤处血散。

刀伤流血不止，或砖瓦所伤，急以冷水淋伤处，洗去瘀血及外物，急以此丸水调如浆，将布一小块，照伤处摊成膏药式贴上，外用布包扎，立时止血止痛，三日痊愈，七日开看，连痂脱落，永无破口伤风之患。

---

① 颠末：本末。
② 爰：于是。

此丸未及一岁之小儿，每丸分为八开，每服一分。三四岁，每丸分为四开，每服一分。十岁内，每丸分为三开，每服一分。大人伤轻者每服半丸，伤重者一丸。服药后，药性云驰电走，巡伤逐瘀，自觉微麻，而周身筋节响，脉络跳，略有酒醉意，此药之妙用也，过此一番，太平身康矣。

此药忌食酸，忌金针菜，犯之必损药力。

服此药一切杂药及补剂不可服，服则不徒败药，且恐无益。

孕妇不可服。

他病不可服。

## 化瘰消疬唵叭丸

世之言瘰疬，连绵如珠者曰串疬；坚硬筋缩者曰筋疬；形如蛤蜊，色赤坚痛者曰马刀疬；大小重叠者名重台疬；三五成攒，绕颈而生者名蛇盘疬；结缕如豆者名锁颈疬；左耳根生者名蜂窝疬；右耳根生者名惠袋疬；小而多痒名风疬；领红肿痛者名燕窝疬；延及胸腋者名爪藤疬；生两胯软肉处者名骐疡疬；生于偏身，肿软如囊，内含硬核者，名流注疬；囟门独生一枚者名单窠疬；一包生十数个者名莲子疬；坚硬如砖者名门闩疬；形如荔枝者名石疬；状如鼠形者名鼠疬。

其认症有五，用药之法十有五：曰阴亏火盛，肾水上乏①为痰，痰结为瘰疬。如其所言，则肾水所结乃精核耳，精焉能化痰？平日所吐之痰究非肾水，则何得以痰为肾水乎？一也。曰饮酒怒忿，忧郁谋虑，迫使肝火郁逆，结为瘰疬。如其所言，则无形之火能结有形之核乎？二也。曰色欲劳苦，精血大损，真阳炕涸，邪阳上越，结为瘰疬。如其所言，则邪阳由真阳生出，别为一物，性能结核，与肝火肾水所结者不同，三也。曰瘴毒湿热暑风所积，并夹痰邪，结为瘰疬。此亦由无形结为有形，与肾水等所结又别，四也。曰生于颈前者属阳明为痰，生于颈后者属太阳为湿，生于两边者属少阳为气。此痰湿三者，发于三阳，又更不同，五也。若其用药，清凉则川连、芦荟、龙眼、夏枯草、连翘、苦丁、苦参，温散则荆芥、防风、南星、羌活、木香，软坚则海藻、昆布、威灵仙、大黄、黑丑、木鳖、马前，滋补则四君、四物、十全大补、人参养荣等，解毒则斑蝥、蜈蚣、四足蛇、僵蚕、全蝎，化痰则陈皮、牛黄、川贝、芋艿。其他，一曰炷以药针，二曰刺以火针，三曰砭以金针，四曰灼以艾火，五曰割以刀，六曰以丹药烂取核，七曰以膏药吸取核，八曰以草药敷贴，九曰以药线燃照取消，而不知皆非也。

盖瘰疬之生，其根在人身生成之油核，核在内皮外肤

---

① 乏：当作"泛"。

夹层间，如人脑而略坚，与汗管、汗核、毛发根管相为敷布，自头及周身，以助百凡①运动。如油多耗散，则油核不敷所用，体质渐伤，伤则油核变坏。其初候，油核外衣发热，微作红肿，继则此核与彼核黏结渐大。其中候，结核日多，渐酿为毒，皮变微红蓝色，曾经用药去一二核者，则更甚。其末候，则毒已入血，血渐变稀薄，运行亦渐缓。累及周身津液管则盗汗，累心房则面白怔忡，累气管膜则气喘缩，累脑则无精神，累回血管则手足掌心作热，累骨衣则潮热，累肝胆则不食。若多服滋补，其祸愈烈。

某实参病源，精求药术，不寒不热，秉性中和。其功调养气血，培滋油核，且能清除瘰疬瘀毒，重则百日，轻则月余，渐消渐渐化，无复纤介②之遗累矣。尤有嘱者，若服此丸，亟③宜戒口，列于方下。

计开：

男女十岁内患瘰疬结核者，无论已破未破，每日早晚各服半丸，开水下。

大人及十四五岁童子，不论男女，患瘰疬结核者，无论已破未破，每日早晚各服一丸，淡酒下。

戒贴膏药、草药，并药线拔核、丹药取核。凡未误用

---

① 百凡：一切。
② 纤介：细微，细小。此谓小疾。
③ 亟：犹"急"。

者，切不可用，已用者，急宜洗净，以黄蜡猪油等煮和，软布开贴，以护烂处，日日服丸，自然收口核消。

戒食鱼、螺、鳖、蚌，一切水族海菜，及有壳甲之物。

戒生果、韭、蒜、莱菔、白菜等物。

戒麦面、醋、凉粉、油炸等品。

戒饮酒、赌钱、唱曲等劳神耗气之事。

戒夜作工技、书杌观书①等费心之事。

戒男色、女色、手淫、剥丧之事。

宜食猪、鸭、火腿等平润之品，身弱者，牛羊乳宜常服。

此丸乃治瘰疬之神剂，既服之，则一切药不必再尝。轻症一月，重症百日，结核自消，溃口自敛。若愈后疤痕犹有异色，手按仍有硬处，尚宜服丸，必俟皮色如常，患处平软，根乃断绝矣。

孕妇不忌。

## 英雄练武壮力拔山丸

古有共公氏，头触不周山，怒而运力，天崩地穽②。斯其人固非常，而力亦神异，不可概见矣。然而拔牛角，

---

① 书杌观书："书杌"疑为书案、书桌之类。与观书相连，意"伏案写作"。

② 穽（jǐng 井）：同"阱"。"阱"，陷也。

伸屈铁，骈指洞壁，飞腿碎石，或谈笑开两石之弓，或展臂断如栱之栋，奇奇勇勇，世未绝人。某力难缚鸡，身无寸技，窃见世之练武者多，成神勇奇力者绝鲜，且稍不谨慎即便带疾。尝疑别有传术，会吾师抱真子谈医，言及本朝教师甘国宝、余白龙、余步云、白余朗等，雷龙飞捷，不可比拟。某乃絮于师，师笑曰："有心哉，子见七尺心怦怦耶？人生不为飞将军以壮国威，子有所惭怼<sup>①</sup>耶？夫人为万物之灵，神为万材之精，气为天地之先。秉此三者，成仙、成佛、成圣皆属不难，惟大法则有二：一曰服药，二曰练功。不服药则力不能由骨缝内膜层层顶出，周身筋节不能坚大，不练功则奇力神勇亦不能日日加壮，二者交相需也。夫肉血凡身，本非钢铁，习武之人，猛挣强弩，周身筋肉骨脉已受胀抵暗伤，加以打木椿，旋石轮，推沙袋，举钓锤，绁<sup>②</sup>硬弓，穿铁鞋等事，垫抵扭挣，其伤更甚。况强挽硬弓，或强举大重，必将胸膛前挺。前挺愈力，则肺络愈伤，一有失力，不但臂痛腕酸，且成痨伤吐血，遑拟<sup>③</sup>拟神勇奇技，今遗子壮力拔山丸方，请寿世，以成全有志报国贤士。

"是丸也，其性和平，其功壮力，其效神异，能生血，能添神，能强身，能坚骨，能壮筋。每日未练武技，

卷<br>二<br>九<br>三

---

① 惭怼（duì对）：嫉妒。怼，怨恨。
② 绁（xiè泻）：拉，挽。
③ 遑拟：即遑论。意为"谈不上""更不必说"。

先服一丸，约俟药化，即便行工①，其药自能随力运行，自骨膜里将力顶出，日日服药习武，拔山扛鼎，基诸此矣。"

某受方制药，人服之，皆如师说，得成神力或数百斤千斤，今国家求贤如渴，因虔制秘丸，惟愿世之服丸者，养成大力，为上将军，取盖世功名，则予之苦心不虚用矣。

计开：

此丸每日应服一丸或二三丸，服后少时，各行所用之工，日日如此，不及百日，或得数百斤、千斤奇力不等。

服此丸，每日练武，其丸药能生出力，自骨膜内顶出，日日加大，此时练武人应各观应练之力。若练硬弓，是要力在两臂，即于服药丸练习武技后即将本斋练力壮腰神武膏贴在两肩，自能将周身之力摄提在臂，专壮弓力，次早去了膏药，再服丸练武。练武了②，又再贴上。照此习练不久，弓力超号③。

若练刀石，则全要腰力，应于服药练工后，贴练力壮腰神武膏在腰眼，将力提摄在此，或兼贴两臂肩，则弓、刀、石三工皆有神妙。

每日服药练工后，应饮本斋英雄练武调力神武酒二

① 工：通"功"。《说文通训定声·丰部》："工，假借为功。"
② 了：结束。
③ 超号：号，排定的等级。古时弓力分一至五石五个等级，每石约100公斤。"超号"意为"超出等级"。

三钱，用以散去习武技时四股弩力所积之气，所逼之血，和匀大力，神药摄力之功，以免身留努挣之伤，不但更易成功，且次日一早身体亦毫无酸倦，加工更觉快乐。

练武须知计开：

习武不论何工，五鼓①为起手②初工，最妙。

习武不可饿肚，不可饱肚，以半饱为要，若过饱过饿，皆能损人，大醉呕吐，亦能损力。

习武人每日应四五餐，每餐只食半饱。每食饭时，加熟猪油一二茶匙拌饭，入白盐少许，或酱油，各随所喜，愈食猪油以助其力，日日加大更速也。酸醋烧炙之物不可食，食则有阻药力。

习武最忌犯色及梦泄，若有所犯及泄，次日不可习练，习练则受伤损。

习武时遍身有汗，不可用冷湿布擦，不可用扇搧，应用干布擦之，俟坐定身凉，再用扇。若汗未收用扇，或擦冷湿布，少则感冒大病，甚则老年骨痛不愈，以上服药条例及习武须知切宜详看遵守，谨记谨记。

---

① 五鼓：五更，凌晨3~5点。北齐颜之推《颜氏家训·书证》中有："汉魏以来，谓为甲夜、乙夜、丙夜、丁夜、戊夜；又云鼓，一鼓、二鼓、三鼓、四鼓、五鼓；亦云一更、二更、三更、四更、五更，皆以五为节。"

② 起手：开始。

# 五<sup>①</sup>淋白浊天波丸

淋浊乃膀胱聚毒内膜，溃即溢脓。重者色微绿，其次色黄，其次色白。有饮溺即疼，有不溺亦痛，有浊结口塞，尿不能出，愈溺愈疼，点滴而下，觉前欲小便，后欲大便，尿反不出。有海底<sup>②</sup>极痛，有溺出如沸，有痛连肾子。原受病之始，或远行热路，或谬坐暍<sup>③</sup>处，或交有毒之妇，或误共流毒人同便具坐卧。患之日久，或为沙淋、血淋、下疳，鱼口、梅疮等不一。

子精考之，成是药，散膀胱之种<sup>④</sup>，化交入之毒，生合内皮，消除脓水，疾斯疗矣。

计开：

流白浊者，米饮下。

流浊黄绿色者，油杉节三分，煎汤下。

流浊黄绿热痛者，金银花一两，煎汤下。

流浊常闭马口<sup>⑤</sup>而马口红痛者，紫花地丁五钱，牛膝三钱，煎汤下。

流浊阳物痛肿热者，丝瓜络一寸，牛子三钱，煎汤下。

---

① 五：原无，据原目录补。

② 海底：会阴。

③ 暍：热。

④ 种：当作"肿"。

⑤ 马口：尿道口。

便浊血淋，茅根一两，煎汤下。

小便如膏胶者，侧柏一两，煎汤下。

病者患淋浊过久，已延生杨梅、鱼口、痈疔等症，另服本斋立愈杨梅痈疔洞天化毒五明丸，自愈。

此丸重症每服五分，极重症九分，轻症每服三分，不得增减。

切戒鱼、虾、鸡、鹅、香信①、金针等发毒之物，犯则其药无灵。

## 喉科夺命玲珑散

夫咽喉，饮食传送之门，声气扬达之籥②，生死系焉。一朝受病，轻则数天，重则顷刻，气闭而殂③，诚可惨也。其病有红而肿者、痒者，有起白黄青紫斑点者，有溃烂疼痛者，有上腭及舌并溃者，有连颈痛肿气塞而绝者，有痰响如雷者，有气拉如锯者。轻者肿痛热逼，水浆难下，重者迫勒困闷，声气不通。今古喉科分其症为三十六种、七十二种，然实不止此。

某昔授先师教，独得一药，无难不解，患是症者用

---

① 香信：芫荽。
② 籥（yuè 阅）：通"钥"，此谓关键之处。
③ 殂（cū 粗）：死亡。

之，犹解倒悬<sup>①</sup>焉，彼二竖<sup>②</sup>其奈我何。

计开：

喉症不论如何紧急，有无溃烂，以鹅毛管两头剪通贮药一分，吹入喉内患处，即时清凉松爽，轻病即愈，重病及已溃烂者多吹数日，每日多吹数次必愈。如身有他病，应延医<sup>③</sup>诊视，兼服煎剂。

大人烂口烂舌，小儿鹅口、雪口、锁口、马牙及腮内肉肿生螳螂子<sup>④</sup>等症，以药散满涂肿痛处立愈。

凡喉症重者，吹药后，垂头开口，任其流涎，涎即毒也，少时再吹药，流涎，立见松爽，重症常有流涎成盆者。

凡患喉症，每日早、午、晚各洗净一次，更易获效。洗法：以手指剪去甲，用咸菜叶包裹，蘸凉透极浓之茶洗之，甚妙。

## 汤火伤科雪山散

汤火伤有四：曰熬炼胶漆，曰焚烧硝黄、火药、火

---

① 解倒悬：救人于困苦。倒悬，典出《孟子·公孙丑上》："当今之世，万乘之国行仁政，民之悦之，如解倒悬也。"此处喻处境十分艰难或痛苦。

② 二竖：指病魔。典出《左传·成公十年》："公梦二竖子曰：'彼良医也，惧我，焉逃之？'"

③ 延医：请医生。延，邀请。

④ 螳螂子：病证名。《外科证治全书·卷二》："新产月内，小儿两腮肿硬，不乳不啼，名螳螂子。"

油①，曰镕冶五金，曰烹煮汤水粥汁，皆能伤人。伤手足者轻，伤脑胸者重，伤外皮者轻，伤筋骨者重。伤后口渴烦闷，疼痛晕厥，谵语呆视，寒战咬牙，皆危候也。同治三年春，予友炼膏，为油所浇，自腹至趾，一腿红肿脱皮，其热如灼。古今成方，方外妙药，施之无大验，亦有能略止痛者，敷之久，痛如旧，狼狈三昼夜。有素识老人，出祖遗一编，曰："某卖菜傭不识字，以此奉君，请自检之。"友得方修合，药甫，浃肤如冰雪沁心，怡然睡去。次日醒，红肿退，破处结痂，人亦能杖而行矣。三数日，患遂平。后随治多人，罔不应之如响，此殆所谓今世之清凉散者欤？

计开：

被火烧、火药、烧熔炼金铁等伤，切忌用凉水浸洗，烂茶叶、烂南瓜并底泥洋靛等，并一切生草敷贴，取其凉爽，轻症则令患处溃烂，重症则令火毒内攻，使人致命。一有所误，则口渴心烦，晕眩厥噎，或寒战咬齿，或身汗如雨，多因而莫救。切勿怆惶无主，误听盲言，以取祸害。

被伤处以麻油调此散涂患处，干则再涂之，至一二刻后，其热痛渐止渐无，红肿亦徐徐消去，不烂不溃，至捷至神。

---

① 火油：可生火照明之油，包括煤油、石油、花生油等。

被伤处过重过多，如一手一足一面或全身等，则涂药后急服加味地黄汤数剂，以消心内火毒。加味地黄汤方：犀角（磨汁更佳）二钱（先煎），生地五钱（后下），当归三钱，黄柏三钱，党参三钱，川芎一钱，赤芍三钱，黄芩三钱，川黄连三钱。老人及重病者，加高丽参三钱，危病及体弱者加人参，口渴加知母。

伤处已经误医，溃烂发脓者，先将淡酒和温汤浸患处，以软绸洗净拭干，再如前涂敷药散，照服汤剂，次日看患处倘有脓汁，则仍敷洗如前，调理数日，干敛痊愈。即其病极危重，亦如法救之，所生实多。

受伤过重或为医所误，至令病人愈后肢体有弯缩处，子初愈时，常服加味四物汤，再以杨梅树皮枝煎浓汁加酒浸洗之，久则多有愈者。加味四物汤：当归一两，生地一两，川芎一钱，续断五钱，天麻钱半。身弱及胃冷人用熟地。

切戒饮食冷物、凉水、冰水，并毒物、酸物、水果等件，宜食猪鸭、白菜、豆芽等清凉平润之品，水果惟梨不忌。

## 痔科消肿断根丢拐杖散

痔疮之名最多，曰蚬肉，曰悬珠，曰盘肠，曰栗子，曰核桃，曰莲子，曰脱肛，曰泊肠，曰鸡心，曰牛奶，曰鼠尾，曰血攻，曰担肠，曰内痔，曰樱桃，曰珊瑚，曰菱角，曰气痔，曰子母，曰雌雄，曰鸡冠，曰蜂窠，曰莲花，曰穿肠，大都因象立名耳。世之辨症者，咸曰醉饱入房，筋脉横解[①]，精气脱泄，热毒下注，或因忧思太过，蕴积愤郁之气，致生风、湿、燥、热，四气相合而成，然此皆未免支离矣。

某考之肛门之内，直肠近内一层为圈纹之质，其余各层其纹斜直，互为牵制，以成厥用。且层层肠质之间，匀布血管、津液管及由脑部生来之白筋，多不可计，所以长养肠质而成其功用也。有时血管肿大，或津液管肿大，则为痔。肿处血管夹着脑筋，则疼痛难忍，患在血管则流脓血，患在津液管则流黄水。凡大小便，呼吸坐卧，其肉莫不震动，一经破烂，合口特难。且此症亦由传染而得，或与患痔者同坐热椅，或同便一处，皆易惹得是病，非必尽由酒色也。惟既受病而未治愈，则患根潜伏，遇有不节，触发尤易耳。凡近世之法，用刀针以取之，药线熏之，丹烂之，药散枯之，效验者鲜矣。

某是药，能消血管、津液管之肿，解其积毒，敛其口，消其坚。轻者一涂即愈，年远患久者，或数涂断根，试者自知。

计开：

---

① 筋脉横解：语出《素问·生气通天论》："因而饱食，筋脉横解，肠澼为痔。""横"，放纵，有交织阻塞不通之意；"解"通"懈"，指弛缓不收。"筋脉横解"喻肠壁肿物凸起，静脉曲张。

各等痔疮，无论热肿红痛，已穿未穿，含脓滴血，出水流浆者，以清水调药一二分，涂患处，立刻止痛消肿，可以行走，过一夜痊愈，涂数次患根断绝。惟要谨戒酒色百日，始不再发。

## 固齿银犀散

固齿银犀散者，《玉函》《金匮》之所缺载。得其药而试之，拭之者，厥牙齿亘银灿犀齐，而有吐气如兰之概，且及老犹未动摇。余曩合之，以奉老者，而老者安之，佥①曰："药妙如是，有说乎？"余曰："师云：人牙齿之生也，半露于外，以为锉物佳器，半插床骨之窝，以为盘根固蒂之枢，外固裹以红肉，所以使之缜牢不摇。及其老，则精液日涸矣，骨肉日渐缩矣，将见床骨窝曰日浅矣，辅肉日见薄矣，则前之缜牢而不摇者，无不伶仃峭凸，栩栩脱化矣，此人事之固然也，是亦无可如何者欤。今某是药，拭之者，莹如贝玉，而肉苞根健，亘无老态，使嚼骨咀豆，永无岸隔者，非有鬼道也，盖其功力足以护扶其筋肉而润养其骨质耳。黄发者②而有术以至儿齿，是亦术之可尚者，子其志之！某奉命而谨藏其方，不计谷之几登③

① 佥（qiān 签）：皆，都。
② 黄发者：老者。"黄发"为"白发"之又称。《诗·鲁颂·朋官》："黄发台背。"郑玄笺："黄发、台背，皆寿征也。"
③ 谷之几登："登谷"原指收割成熟的谷物。"谷之几登"喻度过数载。

矣。今亟合之，亦卫生之一妙品也，用者请试之。"

计开：

早晚或用手指或用牙刷蘸散少许搽刷牙齿里外，良久，用清水漱净，其牙渐渐洁白如玉而唇舌馨香，口无恶气，且永无牙痛之患。

牙齿浮动者，早晚先用手指蘸散久擦牙床红肉，再擦牙良久，漱净。用之一月，或四五十日，牙齿坚固如昔，再用牙刷蘸散洗擦，若日日如此，其牙至老不脱也。

## 狐臭天香散

或问余曰："人有得骚体，擅美质，染奇垢，毕生抱憾，此亦有治乎？"余曰："有。"曰："将何法以治之？"余曰："是非病也，乃秉体异人也，因其所秉而从而攻之。若遽①革焉，或未能也，暂而已之，不亦有其术在乎？"曰："愿闻其详。"余曰："其秉体异人也，盖由两腋毛窝遍生粟眼，眼中含毓②一质，如油胰蜡液，厥色淡黄，辛臭刺脑。是质随汗孔溢出，即成狐味，气由内溢，涤之不除。余之药，能使粟眼闭，气味敛，黄色恶液随下解，用之仅累黍③，一抹即足用，非必有异术也，亦惟汰其浊而扬其清耳。"曰："是能已之几何？"曰："请试之。"余赠

---

① 遽（jù 句）：仓猝。

② 毓（yù 玉）：孕，育。

③ 累黍：古排列黍粒作为计量的基准，十黍为累。"累黍"喻数量极少。

之药，越月，去而复来，曰："吾今日服子之药之效之神也，用抄撮①而擦之，其气不泄者浃旬。子有奇药，世之愿得者多矣，胡②秘之深耶？"余曰："诺，吾将售之。"

## 汗癣汗癍秋水散

夫文身③遗讯大雅，凝脂见咏诗人。圭璧其躬，固不容有玷也。若汗癍之生，则亦小有憾焉。其症有红有黑有白有黄，无痛无痒，苟其日益滋蔓，不几，斑斑然盖于背，施于四体，有失雅观乎。宜求某药涂之，着手成春，不数日，自露本相矣。

计开：

汗癍红色者，以清水调药散，搽患处数次，愈。

汗癍白色者，以酸醋调药散，搽患处数次，愈。

汗癍黑灰色者，以茶调药散，搽患处数次，愈。

## 痒疥恶癞④一抹散

或谓疥癞疾之纤介者，然滋蔓则有甚于大疡。夫疥癞先从指缝生起，绕遍周身，有痒而搔之，皮干起白屑者；有湿黏肿破，流黄淫或黑水者；有痒彻骨，挠不知痛者；

---

① 抄撮：微量。

② 胡：为何。

③ 文身：有斑纹的肌肤。文，同"纹"。肌肤纹理。《古今韵会举要·文韵》："文，理也。"

④ 痒疥恶癞：原文认识不清，据原目录改。

有形类细砂焮赤，抓之有水者；有脓颗如豆，脓水清白者；有含包稠脓，结黄靥①者。洗涂熏擦，其法世书多有之，而药亦多有买者。然患疥癞者仍未易愈，非效之难程也，是制方者未中其肯綮②耳。予尝用显微镜查视，其中繁生虫类，状不一，试以所恶之药，亦不一。年久考博，遂致是药，试之患立除，从无待三四试者。有疥癞者，宜亟求之。

计开：

各种干痒者，以麻油调药涂患处，俟二三刻钟久，以水洗净患处所涂药，次日视其痒否，如痒再涂一次，无痒则止，过二三日脱薄皮而愈。虽患数年者，亦不过数涂，轻者一次即愈。

各种脓汁要洗净，倘含脓在皮内，则刺去其脓洗净，有厚痂者以汤洗去痂，用麻油调药涂之，俟二三刻钟久，则以水洗去所涂之药，次日看痒否，无痒即结痂而愈，有痒再涂再洗。极重极久之病，不过三四次必愈，轻者一次便愈。

## 干湿诸癣神符散

癣有七种：一曰干癣，搔之痒，起白屑；二曰湿癣，搔之痒，出汁浸润如虫行；三曰风癣，历年久，风变即

---

① 靥（yè 业）：疮痂。
② 肯綮（qìng 庆）：关键，要领。

痒；四曰牛皮癣，如牛领之皮，厚而坚；五曰松皮癣，如苍松之皮，红白斑然；六曰刀癣，轮廓全无，纵横不定；七曰红云血癣，色如胭脂，搔之麻木。诸癣用西洋显微镜察视，其中有虫窟生滋繁，试以药，癣有陡然释体者。予应客之请，出秘药治之。有顷，客曰："药妙矣，盍以问世？"予曰："唯。"

计开：

干痒各癣，以清水调此药薄涂患处，数次即愈。

痒而有水各癣，先以水洗净脓汁，以麻油调药涂患处，次日水洗净再涂数次，愈。

愈后患处皮尚红，仍宜涂药二三次，以断患根。

## 牙科飞骑索笑散

牙痛纤介疾耳，然辄①难忍。盖牙质分数层，内递软，外递硬②。牙根之心有一窍，贯脑部白□并来血回血二管，入以养牙。厥牙半含肉内，半露肉外，又十分之三吞入牙根骨窝之孔，节比而生，其缝则生红肉，使咀嚼焉。脑筋有病，则气贯牙顶，并注牙心。牙心之血管脑筋因而胀满，如夹如压，痛连眉棱，肿及颐腮，世方虽夥，效者鲜矣。

---

① 辄：总是，每每。

② 内递软，外递硬："递"本谓更易、交替，此指不同的组织结构层的交替。文中"内递软，外递硬"意为"由外而内牙质逐层变软，由内而外牙质逐层变硬。"

予推求查考，乃出是药，用者自知之，他如牙疳、牙烂等症，请同试之，言不一一。

计开：

牙齿痛肿，以药擦牙肉肿处，开口流去毒涎，立刻止痛消肿。

牙根肿大生痈、生瘇、生疳等，以针刺破牙肉肿处，放去脓血，以药搽上，立刻止痛消肿。

所有舌肿、口疳、腮烂，将此药搽上，立刻止痛消肿而愈。

孕妇不忌。

## 臁疮烂脚寸金膏

臁疮，小疾耳，其痼祸不至死，其痛痒不至泣，然抓钯①不置，胶汁黏肌，腥臭蒸腾，起已无了，斯亦令人难禁受矣。且臁非滋蔓难图②者，患是而恒蹇蹇③终岁，岂古今方药之不足恃耶。

夫臁疮者，以其生于两足臁骨之上而名之耳。查其部位，有骨峰肖凸如臁。臁之间，皮薄而肉极微，且前面峰

① 钯：当作"爬"，与"扒"义同。搔，抓。
② 滋蔓难图：喻势力扩大后再要消灭很困难。典出《左传·隐公元年》："祭仲对曰：'姜氏何厌之有？不如早为之所；无使滋蔓，蔓，难图也。蔓草犹不可除。况君之宠弟乎。'"
③ 蹇蹇：喻行动不便。

骨凸吞之皮受后面小腿全肉牵坠之力，凡一举动，则后摇
弹①而前拉绷，故是处破损溃烂，生合特缓。以其皮薄受
伤易，肉微生肌难也。况溃烂既久，污脓臭汁渍而生发微
虫，盘踞深固，蘩②有其类。视以西国显微之镜，其蜿蜒
钻踊之状，咀脓龁③肉之形，朗若列眉④矣。

从上二端而审之，知疮虽小恙，非洞见根底，详明所
畏，未易言愈也。某考之明切，成药堪珍，功捷而适足以
愈病，别无所长。今售之，庶人间无伤足之忧也。

计开：

两腿臁疮溃烂及一切烂脚，贴患处，日日先以温水洗
净疮上脓汁，并以软布醮水洗去膏上脓汁，贴回。轻病七
日，重病十四日，极重病二十余日，必愈。

身面各部患生流黄汁，似癣非癣，似疥非疥，各等湿
毒烂肉，如法贴之，必愈。

汤火伤溃烂成疮，不能收口，如法贴之，立愈。

男妇烂脚指了叉⑤，将膏剪细，如法贴之，立愈。

## 吮毒化疮华佗膏

身之有疮毒痈疽，由人血蓄摄风湿暑热火毒，结瘀成

---

① 弹（duǒ 朵）：下垂。
② 蘩：当作"繁"。繁衍。
③ 龁（hé 禾）：咬。
④ 朗若列眉：朗，明亮；列眉，明白。"朗若列眉"意谓"非常清楚"。
⑤ 了叉：脚指末端或指缝。了，"末端"之意。

硬粒，随血周流，遇血管弯窄，或肌肉纹理经垫打跌碰伤瘀，或劳力挣坏，瘀停留，渐肿渐热渐红，红极化为脓。脓既成，无出路，乃溃裂为疮。毒有深浅浓淡，疮有大小软硬，脓有青、红、白、黄、绿、黑。以显微镜察肉牙之状，脓水之形，类分种种，大如痈疽发背，小如疔疖烂块，或疼痛难当，或损废肢节。夫以何法解其毒、消其肿、散其热、化其脓？某竭力求之，欲得消初起之肿毒，能拔既成之毒脓，即生肌敛口，能敛口后无疤，肉不变他色。及翻疤①者，不可得。久之，得秘方，如前所云而治之符合者盖千百人。此药方奇而药味不多经见，搜岩采穴，汇而成之，一贴有神效，非虚言也。

计开：

大疽、恶痈、发背、搭手、对口、乳痈、臁疮、莲蓬、蜂窠，一切怪症，痘毒、流注、烂脚烂指，一切顽症恶疔，无论如何危险，贴之无不立刻止痛退红，未成即消，已成则脓尽肌满，屈指可待。

牙瘂②、疬腮、鱼口、便毒，各种风痰结核贴之，未成者红热肿胀立时见退，重症一二日，轻症半日全消，极重者十余日必愈。

大头瘟疫，头肿大，红热胀痛难堪者，贴两腮下，其

---

① 翻疤：病名。《张氏医通·卷十二》："痂半粘半脱，疤色红紫，肿痒痛，重复作脓者。此名翻疤。"

② 牙瘂：龋齿。

热毒立消而愈。

喉科各症肿痛闭塞，贴腮下肿硬处，其喉立松而愈。

杨梅结毒坠毒臭烂不堪，贴患处，流尽毒水即愈。

外科疮疡，一切溃烂肿痛之病，名目繁广，症状不一，难以概录，此药无不立有神效。

一切溃疮，贴药后，日以皂刺二钱，牛子三钱，煎汤洗净患处恶脓毒水，并洗膏上所黏不洁，始可贴回，臭者须日洗二次。

此膏须照患处坚硬红肿根盘大小开大一线，始摄毒有力，见效特殊，过小力弱。

此膏每贴宜薄开，不可过厚，每贴可贴四日，药性始尽，不必日换新膏。

此膏乃外科第一神品，用者切不可自作聪明，妄加他料，并升降丹药作为膏心，以至败坏上药功力。

## 祛风呴湿火龙膏

人之皮肤、肌肉、筋络、脉线，中含气血津液，互相组组，附丽①于骨，以成此身。其中贯串骨节者，脑气筋、百节筋、来血管、回血管使骨肉相吸，兼令骨得以吸呴肉液，以养厥质者，则全在一骨衣。骨衣里住骨面，形如薄膜，两面丛生绒筋丝管，一面黏贯周遭动肉里肌，一面透

---

① 附丽：附着。

入骨体微孔，内连骨髓，髓中更有脑筋连缓①。倘久感风湿，骨衣胀厚，压逼通髓脑筋，则有如割如夹之痛。又骨笋交节，相接之处生有软骨，垫隔两间，以免骨骨相错，转枢不灵。若此垫骨受湿肿胀，厥痛尤烈，患处时发时止，天乍阴晴及交节气，更甚于平日。若周身之骨衣全病，则遍体疼痛，日渐痿废。若在膝臂臀腕铰节，患处肿大，下反收小，且其痛宵甚于昼，治不得法，肢体挛拘盘屈。今有卖追风膏者，巧立名色，奚翅②千万求其效，十不得一，何哉？盖立方不深究受病之源，而欲其切中也难矣。某秘制此药，凡觉骨痛肢酸即速贴上，二三日后，所贴之处奇冷，取起膏药，冷汗如珠，其痒彻肌，甚者即由汗孔拔出骨中黄水。如有冷汗及黄水，将膏擦净再贴，隔日再看再贴，重病三四枚，轻者一枚，将见足不能步，手不能携者，无不身轻如释负而畅然舒矣。此乃祛风驱湿之圣药，与泛常追风膏大异，用者自领之。

计开：

风湿骨痛，贴患处。

肚痛作泄，贴脐。

小儿肚痛、肚胀作呕、夜啼，贴脐。

吼哮、吐疾、不能眠，贴背心。

---

① 连缓（yōu 优）：连接。缓，本指簪子中央用以固定发髻的部分，此指连接处。

② 奚翅：何止。"奚"，何，为何；"翅"同"啻"，但，只。

手足麻肿，贴患处。

此药每贴可用半月，药性始尽，然后更易之。

## 英雄练力壮腰神武膏

夫练习武技之秘，总以有法制，使力有先聚之处而成其妙用为贵。其聚力之处，初将周身所生之力先行提摄聚注在此，故觉是处坚壮有力，次则力聚处力渐增渐满而遍及全身。斯时，筋渐粗，骨渐坚，气渐壮，而神力无量，或千斤数百斤，乃成全功。本斋秘制壮力拔山丸者，是丸乃系使练武人日日服食，令人力由骨缝筋膜内里层层顶出，陡增神力，至服丸练功之后，因其筋骨纽屈数数，关键枢轴之处不免气滞血积，又有调力神勇酒以调其力，和其血，使散去所积，以免次日肢体酸楚，易于习工，而成神力不难。惟学者所习之工不一，如或为弓，或为刀石，或为拳等。夫弓力在臂，刀石力在腰。若习弓，应先使臂得大力，次及全身。刀石重在腰，是亦应先使腰得大力而及全身。现本斋练力壮腰神武膏者，能壮筋和骨，提摄周身大力聚注膏贴之下。凡练武人应服上项丸酒，每日练工了，即贴此膏于先欲力聚之处，次日去膏服丸酒，练工了，再贴回，日日如此，则其欲先聚力之处，能使力由此先聚而溢注全身也。神奇宝秘，效难罄言，用者领之可耳。

计开：

每日服壮力拔山丸，调力神勇酒，行工后，看明何工，按部贴之。

练弓欲臂先有大力，即贴两肩井。

练刀石欲腰先有大力即贴两腰眼。

练弓刀石三工，应并贴三处。

蹾①马步，应贴两膝后窝及尾脊。

练武老伤，应贴患处，内服本斋秘制神奇打不死丸，至毫无所苦即愈。

跌打损伤贴患处，肿消痛止如神。

## 刀伤焊皮丸

陇西有贺姓者，以千金盟神，学金刀药于某师，厥药一敷，血立止，不痛不肿不热。若或破损，磕跌刺砍，敷三日，痂立脱如缀缝然，风与水皆无忌。其时授方，各以金刀刲②臂，互易其药敷之，以示信。友人梦蕉语予，久而访之，贺某已下世，徒增慨慕耳。逾岁③，他友度梅岭来，予握候江湄，适有战舰以小艇载铜砲④泊舟旁，友舟舟人子失坠砲艇，头触砲口，陡裂寸余，血如泉涌，呱然

---

① 蹾：同"蹲"。

② 刲（kuí 奎）：刺，割。

③ 逾岁：过了一年。

④ 砲：同"炮"。

晕决①。惶遽②间，同舟客出药疗之，瞬而苏，痂结，嬉戏如故。予询所苦状，曰："无他，头微麻而已。"予神其药，急请客姓名，即贺某犹子③贸易江湖者，与之订交盖久，传予此方。今出而问世，诚无上妙品，足驾五大洲而奄有其胜，用之者定不河汉斯言。

计开：

无论刀伤斧砍枪刺及一切破伤，血流时急，以药散封伤处，软布裹之，立时止血止痛结口。三日生肌脱痂，若伤口太大，血如涌泉，药宜以清水调稀涂上。其性更捷。小伤即干敷也可。

伤处流血极多，污垢极甚，及有泥沙等他物黏惹在内者，宜以冷水洗净拭干，始以药敷之，更不发脓作痛作热，切不可惧洗。

老年人及体素弱人，因伤流血过多者，每日以当归二两，荆芥一钱煎服，更易生肌，年少人不用服药。

伤处为他人误治，已发脓肿痛者，以温汤洗净脓污，将清水调药涂伤处，用布裹住，立即止痛消肿而愈。

服此药不用戒口，不避风吹雨淋水渍。

---

① 晕决：当作"晕绝"。

② 遽（jù 句）：惊慌。

③ 犹子：侄儿或侄女。典出《礼记·檀弓上》："丧服，兄弟之子，犹子也。"本就丧服而言，后称兄弟之子为犹子。

## 降龙尺木丹①

予少时见有捕蛇者，能疗蛇毒，效如响应，然其贫乏特甚，予尝周急之。一日谓予曰："有小术，愿献诸公。俯纳否？"予首应之，乃导予入山，见草之可合药者，令目识而口尝之，采其英，抉其根，归而法制之。曰："以此济世，亦救苦解危之一道也。"

今捕蛇者不知何往矣，予将其所传解蛇、蝎、蜈蚣之毒之药问诸世。

计开：

各种毒蛇咬伤，急以一丸酒调服，再以一丸酒调，由伤处上部遍涂至伤处，止②少刻即愈。

各种毒蛇咬伤，已经肿大延久，伤口已闭，急以酒调服此丸，再将伤处以针挑开，又以药一丸酒调，由伤上处涂下，其受伤原口立出黄水，毒去肿消。

毛虫、蝎子、蜈蚣、蠼螋各等恶虫所伤，水调涂伤处，立愈。

小儿在地上小便，阳物为蚯蚓吹肿，以水调此丸涂之，立消。

小儿烂耳弦，及大人、小儿无名肿毒，夏月热疖，用

---

① 降龙尺木丹：原为"立救蛇蝎毒虫疯犬伤降龙尺木丹"，据药名整理说明改。

② 止：仅，只。

醋磨此药涂之，立愈。

指生蛇头恶疔，以猪胆调一丸涂之，立愈。

## 眼科去痛消翳夜光锭

夫人目形圆如球，中有折纹圈膜一片，是为瞳神。瞳神者，膜中洞窍以收外象直透睛珠。反传目底而呈象于脑，以成睇视①之妙用。睛珠者，质本晶亮，而身生黑明之衣以摄万景。眼球者，前半透明，中含晶莹稠胶，胶中纡回明亮管膜，后半白暗，中圆软白似脑之质，垫托前半球，亦含津液管膜脑筋甚多，是为白睛。两眼分蒂左右，合茎大脑，又有明亮薄衣，生连眼睫兜截眼球，使之恒居眶窝而不坠。球周又生动肉七缕，钩拉扶摄以成顾盼之机，此眼之大略也。

若眼之病，或生红筋，或生白膜，或肿，或疼，或白睛起红衣绉凸，或起白点，或痒涩羞明，或胶黏多泪，或凸生黑点。某考之详，精炼是药，夫瞳神变黄变白，绿水贯睛，发青盲光者，法不可治矣，其余红肿、翳膜、涩痛、痒点、赤筋、羞明、黑凸、蟹眼等症，无不一抹而明生，再抹而光澈，视远惟明，洞洞烛烛，有目疾者亟求之。

计开：

---

① 睇视：视觉，视力。

眼起各症，以清水调药，仰面撑开眼皮以药滴入内，即仰面闭眼少时，早晚各滴一次，初起立即止痛痒，过夜立痊。如有点膜，一七日渐退，半月必愈。

眼病忌用热水，各等药煎水洗之，如眼有胶泪，只以清冷水软帛蘸洗，其愈极速。寒天入沸水少许和匀，不冰噤手指即为合式①。

## 练武调力神勇酒②

凡习练武技人，无不努挣筋骨以练工法，其筋骨受力所弩挣，次日必觉四肢疲倦，筋肉铰节酸楚，难以施工，若连次连日加工，则酸痛更甚。每因此故，稍停数日，略养身体。岂知工夫一经间断，前次屡加之勇力即便退却，如此练工实为进寸退尺，难以成功。本斋现制此调力酒，能松筋活络，调气达血，疏通力脉，其效非常药可比。凡练习武技之后，少饮一杯，则四肢周身之气血力脉和达，次日行功，毫无酸楚疲倦，施工甚易。将见练工之士，其神勇之力因此酒辅助而日加，其力千斤几百斤，可不日而成也。

计开：

习武技后，饮此酒三四钱，多至五钱，次日毫无酸楚，易于练工而筋骨松活。惟功力极大，不可多饮，若平

---

① 合式：与"合适"义近。
② 练武调力神勇酒：原为"英雄练武调力神勇酒"，据目录改。

时跌打损伤，症之轻者服此酒即愈，重症非打不死丸不治矣。一切损伤愈后，亦宜服此酒二十余日或一月，以免日后伤处有天变作痛之苦，其神效有别药所不及者。

习练武技时，倘或微伤筋骨，可饮多些，若受重伤，必服本斋秘制打不死丸，立刻痊愈，非此酒所能兼其万一之神效也。

习武人欲神力加大者，可日服本斋秘制壮力拔山丸，每日服丸练工后，饮此调力神勇酒一小杯，再看所练何工，是弓？是石？是刀？若是弓，则练工完了，应将本斋秘制神武膏贴两肩，次日去了膏，再练工服药，练工完，又贴回，则两臂先得大力，次及全身。若刀石，即应贴腰也。

## 解冻嫩面春不老

手而龟文，面而冰裂，寒气逼之也，痛近剥肤，牵绷难受，某师特合药以疗之，辄称快于人。厥药也，澄洁胭赤，如挹霞髓；温浓馥滑，如擎莲饴。其质润，其臭香。拭之者，虽霜风扑面，无虞①焉。某心好之久而俯授，如法炮制问诸世。

计开：

寒月每早晚洗面后，将药水遍涂面手，光润不裂，香

---

① 虞：忧虑。

滑可佳。

夏月炎热，身手生痱点，燥痒，以药水遍涂，其热痒立除，其痱自愈，实为最妙。

小儿出麻出疹，愈后浑身作痒起皮，或麻疹痕印红而不退，涂拭此药二三次，立愈。

小儿出痘，愈后痘痂不脱，以此药点痂上，日一二次，二三日立脱。

小儿出痘，红肿溃烂者，日点此药二三次，可立愈而无痘疤。

小儿痘痂脱后红色不退，日点此药，一二日立退。

## 僻瘟解秽三妙神香

天地肃清，元气郁勃①，鸿蒙②流荡，万物化生，妙乎哉！夫六合之中有害人之杂气者，曰瘴疠之气，曰山岚之气，曰粪秽之气，曰腐物之气，曰瘟癀之气③，曰煤毒之气，曰不洁之气，曰疾病之气，曰土腥之气，曰暑蒸之气，曰烂泥之气，曰溃尸之气，曰停水之气，曰空屋荒谷霉罨之气，曰聚众汗溲之气，曰淫液狐臭之气。凡此品类，蒸腾熏罩，俟隙而投，吞吐嗅吸，百疾丛至，是皆越乎天地生物生人清肃之元气，而戕贼物类，暗作病媒，盖

---

① 郁勃：旺盛。

② 鸿蒙：混沌之元气。

③ 瘟癀之气：指一切瘟邪之源。"癀"，疽病。

造化之大盗也。

某师囊有僻瘟解秽三妙神香者，一炷宝垆①，则六合中之杂气自然分散。三妙云何？群臭之处炷此香，众臭消亡，独闻妙香，此一妙也；群香之地炷此香，众香率灭，惟闻妙香，此二妙也；无臭无香之处炷此香，但闻妙香围结方丈，臭秽周绕其气无能奔突入此香界，此三妙也。今合之，庶秽气消散，清气长存，亦卫生保身之一助也。

计开：

粪秽腐物、岚臭、瘴毒、土腥、暑蒸、霉罨、汗溲、煤毒、停水、烂泥、淫液、狐膻，有各等怪味之处，及有四时不正之气，炷此一刻，则妙香充溢，众恶捐离，天风随来，令人清静自在。

病人之房，产妇之室，瘟疫之地，多炷此香则恶气饵伏，可免传染。凡病人衣履卧具，皆应以此香熏之，始可遗人服籍。

麻痘起发，忽为恶秽所熏，登时焦陷，或痒至彻骨，急炷此香，一刻之间，秽邪立解，麻痘粲然，红活如昔，痛痒皆息。

官宦验尸，当场剥罨，臭气蓬勃，突鼻冲喉，令人呕心，急炷此香，奇臭顿绝，异香握然，令人安乐。

---

① 宝垆（lú卢）：香炉。

## 杀虱九香露

昔庄周有言曰：蟭螟之虫，寄居蚊睫之上，天地化育万物，其托足有随在皆是者。夫人为倮虫[①]，而倮身复[②]有二虱。上居头，盘旋发中，曰头虱，嘴有乂[③]，身有毛，其色灰。其生也，吸人血以为粮，生育繁衍而滋盛。下居阴毛者，曰阴虱，其形三角而扁，八脚，色或灰或赤，头喜入毛窍，其食也亦吸人血以为粮，生育繁衍而滋盛。夫二虱者，迨如蟭螟之有所托足乎，人受奇痒而将有所不安也。予有药，请尝试之。

计开：

头部生虱者，将药水涂有虱处，至发根稍润为度。次日篦一次再涂，涂三次，虱蛋全行爆开，虱亦永绝。

阴部生八脚虱者，以药水涂湿阴毛，以布兜紧扎住。次日以清水洗过，再如法涂之，次日不痒，即已断除。

## 世行真料薄荷油

薄荷一药，其臭香，其味凉，其性辛窜而善祛风祛暑，其功散热而连络，其力在叶，其效在油。油之中更有霜，功力尤峻。盖油为叶之精华，而霜则油之神髓也。惟

---

① 倮虫：古分动物为五类，即"五虫"，身体无毛、鳞、甲者为"倮虫"，常专指人类。"倮"同"裸"。

② 复：附着，寄生。

③ 乂（yì益）：割。此处指口器带齿。

叶含油极微，含霜更微乎其微，制炼而获之，用工繁而得物鲜少。市多买者，是亦以其工繁而鲜取也，良有物以羼①之。羼之，则油霜之功效遂坐是摧减六七。即使甑②制如法者，纯正不杂，而薄荷倘产于不材之地者，则其不足珍赏亦与此等耳。某不惜精神，竭财力，拣选名地上材，宁任其工繁而少得焉。夫物则犹雷同于市井，而药则有独真焉，且厥质明净高妙，不可言喻，用者鼻嗅身尝，其端自见。惟是品药料，通行有素，且非本斋所倡，原缀其通行旧引，付录于后，以便查鉴。

旧引

薄荷叶制炼成油，专入肝、肺二经，有温和平凉之性。盖温能消风，和可散热，辛能发汗，凉可清利，能通诸窍，透经络，并散遍体风湿，又祛骨节寒邪，有舒筋活络之功，化痰顺气之力。诸症投之，无不立验。诚乃居家行客护体之灵丹也，用法列下。

男女中风、中痰，牙关紧闭，痰涎上壅，搽太阳、眉心、鼻孔，再以少许调茶服下。

产后昏迷，不省人事，头眩眼花，头痛，搽太阳、眉心、鼻孔、耳底、前后心。

山岚瘴气，时行邪疫，酒后昏迷感冒，搽太阳、眉棱、鼻孔、舌尖。

---

① 羼（chàn 颤）：混杂。
② 甑（zèng 赠）：蒸煮，蒸馏。

四时感冒，伤风咳嗽，霍乱吐泻，肚痛，搽太阳眉心，再以少许调茶服下。

风火牙痛，肝肺风热，四肢骨痛劳乏，搽牙肉经络，再以少许调茶服下。

酒风脚痛，无名肿毒，痈疽，皮肤癣癞，搽一切患处。

心腹胀滞，宿食不消，呕吐作闷，反胃。搽太阳肚脐，再以少许调茶服下。

风热眼痛，眼眩赤烂，小儿惊风抽搐，搽太阳鼻孔。

# 卷 三

## 儿科目录

---

① 儿科万宝丸：原为"杂症万宝丸"，据正文改。
② 急惊雷敕苏儿丹：原为"急惊风雷敕苏儿丹"，据正文改。
③ 慢惊天诏留儿丸：原为"慢惊风天诏留儿丸"，据正文改。
④ 健儿胖体含珍饼：原为"肥身健儿胖体含珍饼"，据正文改。

# 儿科万宝丸

小儿知识未开，无七情六欲之事，襁褓未去，亦无沐风栉雨之苦，遇有患病，不过停乳结食，伤风感寒，蓄热罨暑，人畜暴惊，躯壳蒸变，数端而已，其所以有大异于童子与及成人也。其病时之状，或周身发热，或肚胀，或泻青粪、清水、胶涎，或啼哭不已，或手足冷而头热，或掌足心热，或唇焦口渴，或呕乳、呕涎，症状不一。然小儿躯嫩质柔，血气微末，神魂浮脆，脏腑弱薄。所用药，攻破之品既难施工，补托之剂更又痼病，治不得法，则变态丛生，坐是①而夭者指不胜屈矣。哑科之难，古人称之，诚然也。某慨生人之匪易，悲小儿之多殇②，密订是方，有药到病除之妙，用者知之，不烦絮言。

计开：

呕乳，丁香四粒，煎汤下。

泄涎痰，牛子三分，煎汤下。

肚胀，木香一分，煎汤下。

疴青粪，荆芥一分，煎汤下。

吮乳口不紧而口热，金银花二分，刘寄奴一分，煎

---

① 坐是：因是之故，因此。

② 殇（shāng 商）：早夭。

汤下。

唇焦口渴，饮乳不止，黄芩五分，防风一分，煎汤下。

泻水，茯苓二钱，砂仁一粒，煎汤下。

不肯饮乳，六神曲二分，丁香三粒，煎汤下。

周身发热，双钩藤三分，苏叶一分，煎汤下。

啼哭不止，灯心七条，蝉退头七个，煎汤下。

咳嗽风寒，甘草五分，陈皮一分，煎汤下。

伤风寒，鼻流清涕，甘草三分，煎汤下。

此丸乃治小儿一岁至三五岁内一切杂病之仙药，惟不能治麻疹、痘疳、急惊风、慢惊风等症。如小儿患急惊风，另服本斋雷敕苏儿丹，慢惊风服本斋天诏留儿丸，立愈。

此丸初生三朝①一月小儿每服一粒，重病二粒，一二岁小儿每服二粒，重病三四粒，三四五岁小儿每服三粒，重病加倍。

## 消疳去积铁罗汉丸

或曰疳积者，其病云何？曰：此乃脏腑之津液管枯瘘闭塞，或津液凝结，窒滞液路耳。盖液管凡肌肉筋膜骨窍无处不棋布星罗，其中含蓄明亮胶津，初由胃部接摄饮食

---

① 三朝：三天。

精英，舒布全体，化血辅肉，酿精茁髓，皆倚赖之。小儿柔脆之质，过饱过饥，多食油面，嗜食酸果，多居湿地，或淋雨湿身，或游水嬉乐，或出麻出疹，余毒未清，误食补剂，或交媾甫毕，以乳哺儿，或饮乳初饱，哺以杂物。有一于此，则令胃部功用失常，病由是起。有不欲食者，有食无厌足者，有食草①纸、石灰等物者，渐而胃部饮食之液不能全入液管，泄入小肠随粪便出，而人脊羸；渐而胃失消化力，物不化，粪有胶，鼻孔、肛门痒或红烂，小肠渐生各虫；渐而坏及肝，则肝变硬，腋胀痛；渐而胆汗②干瘪，则胆汁入血，令人面舌黄黑，小便赤，头毛企③，时作呕，粪青色。有时累及回血管则唇面之色青白，腹起青筋；有时累及腹内胞膜，则变坏之液坠入璲④道，渐积渐多，则肚大胀，身削缩；有时累及脑浆，则脑中积蓄坏液，其体渐胀，撑绽囟门，其人头大颈细，肩耸弄舌，甚则脊曲胸凸，或眼发呆光，口流涎沫，双睛无神，喜啼喜睡，眼常红赤，耳常流水生疮，目起翳膜，手足冰冷；有时累及脉管，则面赤潮热，齿龈出血，口臭气逆，咳嗽，心跳，多惊惧，身生粟疮，咬牙；有时累及心，则神光渐脱，怔忡，心跳，盗汗，眠则开口。

———

① 草：字形判断，该字或为"果"或"草"，考虑其与"纸""石灰"并提，疑为"草"字。

② 汗：疑为"汁"之误。

③ 企：立。

④ 璲：同"隧"。

人之患之者，治得其法则生，不得其法则或成为盲也，驼也，拐也，挛废也，聋也，其尤甚者，迁延枯瘘而夭。是非有通液管之塞、解液管之结、和血达气、通胆滋肝、润撑肉质、保泰精神、壮脑安心、使津液敷布复元之剂，不足以操左券①。某之药，推究于病源深矣，请尝试之。

计开：

小儿面黄肌瘦，身烧神困，胸痞，喜眠，恶食，肚硬而痛，好食泥土，头大颈细，吐泄烦渴，大小便味腥，俗名为脾疳。竹茹钱半，煎汤下。

小儿面目爪甲青色，眼生眵泪，摇头揉目，喜合面卧②，耳流脓水，腹大有青筋，体羸，心膈燥渴，粪青如苔，俗名肝疳。赤芍钱半，桃仁三粒，煎汤下。

小儿面红色，目脉赤，身常壮热，多汗，时时惊烦，咬牙，弄舌，渴燥，小便赤，膈闷，喜伏卧，懒食，干瘦，时吐利不定，俗名心疳。茅根钱半，桑枝钱半，煎汤下。

小儿面白，气逆，咳嗽，毛发焦枯，皮生粟疮，肌肤生鳞，增③寒发热，常流清涕，鼻颊生疮，俗名肺疳。槟榔一分，白蔹一钱，煎汤下。

---

① 操左券：古称契约为券，用竹做成，分左右两片，立约双方各执一片，左券常用做索偿凭证。"操左券"与"胸有成竹"义近，意谓"有把握"。

② 合面卧：俯卧。

③ 增：通憎。厌恶。《墨子·非命下》：帝式是增。毕沅云：增、憎字通。

小儿面色黧黑，齿龈出血，口气臭恶，足冷如水，泄泻啼哭，俗名肾疳。雷丸三分，煎汤下。

小儿头皮光急[1]，脑生饼疮，头热毛焦，发结如穗，鼻干，心烦，腮囟肿硬，困倦盗汗，身常发热，上症俗名脑疳。萆薢钱半，煎汤下。

小儿眼胞赤肿，时发痒涩，渐生白翳，流泪羞明，俗名眼疳。木贼一钱，夜明砂一钱，煎汤下。

小儿脊骨羸瘦，状如锯齿，以手击背，空如皮鼓，身热下利，十指生疮，频啮爪甲，俗名脊疳。威灵仙、石菖蒲煎汤下。

小儿烦躁多啼，肚腹搅痛，口唇红白不定，口溢清涎，肚胀青筋，肛门湿痒，俗名蛔疳。川椒一分，煎汤下。

小儿颈项生疮，内多结核，形同弹丸，走转而无痛，泻脓泄血，羸黄发热，俗名无辜疳。紫金皮三分，煎汤下。

小儿肌肉干涩，啼哭不已，手足枯细，面色黧黑，颈小腹大，肚脐凸出，尻尾如削，身软无力，燥渴神倦，潮热骨蒸，俗名丁奚疳。威灵仙一钱，桃叶二片，煎汤下。

小儿羸瘦如柴，吐虫，呕食，心烦，口渴，头骨开张，日晡蒸热，俗名哺露疳，柳枝二钱煎汤下。

---

① 急：紧缩。

此丸轻症每服七丸，照引早晚各一服，重症每服一十四丸，极重者二十一丸，总以日日照服，至诸症痊愈，药乃停止。

服药时戒食水果、糖物、炸食、饼饵、糯米及笋干等杂化之物。

既食此丸，不可再服他剂，以害其功。

服此药，诸症已愈，身体尚未复原者，宜服生白术、生党参二味，煎膏，冲开水，日日服之，食牛乳而更服二味药膏更妙。

## 烂头胎毒等症梨花膏[①]

胎毒一名肥疮，小儿常发于头。有遍起黄头，红脚如粟粒者；有破流黄水者；有破流胶汁者；有堆结黄厚干痂，痂内复含脂汁者。红肿疼痒焮热，汁液传染即延生，在发内则痂结成饼，亦有遍于四肢者，小儿此病亦磨折极矣。是病每当春夏之交必发，交秋则愈，次年复发。其至病也，由怀胎之时不节欲、儿在胎摄受淫火所致。若有杨梅毒者，其小儿病此溃烂更苦，调治亦更难。某历年考较，独得秘方，制药以售，亦为小儿解脱一层苦恼耳。

计开：

小儿头生黄脓白泡，厚痂，黏汁，各等烂疮，以膏涂

---

① 烂头胎毒等症梨花膏：原为"儿科烂头胎毒等症梨花膏"，据原目录改。

之，数日愈。

小儿旋耳烂疮，面上黄汁疮，腮下羊须痒疮，以膏涂之，数日愈。

## 急惊雷勅苏儿丹

小儿急惊风，来势急迫，作病之初，猝然手足抽缩，双目上视，不省人事，厥去半日半时不等，或一时连厥几次，或一日连厥几次。其晕厥之状，手足指尖冰冷，口噤咬牙，面先现赤色，又渐青白，少时，厥极将醒，面色转微红，随见额颅出汗，喘气啼泣而醒。为人父母者，遇此仓急，则望救之切，不待言矣。世之医士，徒守相沿瞽说①，以其来之甚急，故曰急；以其不能安眠，多啼多哭多抽缩，及晕厥时手足内臁之肉抽跳不定，或忽现恐惧张皇之状，遂猜其为惊，故曰惊；以其口唇目盖抽缩跳跃，盲揣乱指，意其络内有风，故曰风。于是见其喉响有痰，即用南星、半夏、礞石、竹沥、蚌水等治痰之药；见其忽啼忽厥，睡时忽然跃跳，因此杜撰金石镇惊一说，乃用琥珀、珍珠、水银、朱砂、云母石、雄黄、磁瓦锋、金银箔、银朱、轻粉、金银器煎水等，所谓金石镇惊之药；见其手足抽缩，即用天麻、僵蚕、羌活等治风之药。荒诞不已，更用黑蜂、全蝎、奇蛇、蜈蚣、蚯蚓、土狗、螟蛉窠

---

① 瞽（gǔ 鼓）说：瞎说。瞽，盲人，引申谓不达事理。

等怪毒之品。

小儿天生良质，既受盲方之苦，而又从而毒之，其得保此身也几希。至若回春丹、抱龙丸、珠珀回春散、十宝惊风散、礞石犀黄散等，内有冰、麝，症之轻者服之，幸而有效，犹虞后患，否则竟有变为钓眼、歪嘴、聋耳、手挛、足踬①、背曲、肩耸、蛇背龟胸，或体变孱弱，或时发潮热，化为骨蒸，或灵性更改，变为痴呆，或记性全无，时发羊痫。在售药者只营营谋利，而不知贻患无穷也。某静参妙理，力透真源，凡立方，必究病之所由起，兹将急惊风之症详言之。

按：此病根在周身之血有瘀，结成长线、血块、血粒。缘人血为至清之质，全含生气。有时风入血，有时湿气、暑热、朽草败木之气入血，皆能变瘀。人身之血皆有血管承之，如树根之分歧，外体内脏，无不遍布，且有发血管，有收血管。发血管之总枢在心，而收血管之总枢则由肺经过而同入心。其所以经过肺者，以发血管之血含接生气，以应百体之用。及血前行若干，而生气为彼处肢体吸去应用，管中所有之血质，及吸各体之浊气，此时混浊之血质变黑，必有收血管收之回头，使之经过肺体，呼出浊气，换吸生气，将黑血化为赤血，再入心总管，以备发血管递血前行，此人身血脉之运行也。惟两种血管大小粗

---

① 踬（jú 菊）：曲屈。

细列列分布，血有结瘀，大管易过，小管易塞，倘管前被塞，而管后之血往前流驶，血至被塞之处，渐聚渐多，在大肠则泻而腹痛，在胃则呕，在肝则遗青黑有涎之粪，在肺则气喘，在膈膜则身作寒热，在脑则抽缩，双目上视，咬齿、晕眩、厥逆气闭，嘴鼻青冷，或头向后，肚向前，如角弓反张。此乃血聚内脏，微塞则现各状，若竟塞则悠悠死去矣。此或调治不法则死，或误投药饵，聚血之处必坏，全坏则亦死，半坏则为废疾。目之系坏则为倒眼，颐之根坏则为歪嘴，前脑之管坏则失记性而痴呆，后脑之管坏则失灵性而木鲁，肝之管坏则成痞积，胃之管坏则或不食，或贪食，或食不消化，或专食一物，久则腹生虫而他病丛起，大小肠之管坏则肚腹时痛而身体渐弱，脊髓之管坏则驼，耳中之管坏则聋，手足之管坏则挛，颈之管坏则歪颈，心房之管坏则时患羊癫，脑内之筋络坏则身如枯木，皮肤干涩。急惊风病源具载于此。此药对症而发，其效如神，患者服之，无不入口即愈，幸弗以泛常视也。至小儿他病，此丸能治而有效者，开列于后，庶使兼受其益也。

计开：

小儿急惊，手足抽缩，两目天吊，咬牙逆厥，角弓反张，竹茹一钱，桃仁七粒，煎汤下一丸，轻者即愈，若服丸后诸病皆退或热未清，或泄泻未清，或腹胀未痊，再服一丸痊愈。

小儿感受风邪，身作寒热，或夜啼不止，灯草汤下一丸，愈。

小儿身发红疹，乍寒乍热，垂丝柳煎汤下一丸，再服，愈。

小儿喉痔、牙痔、马牙、锁口、舌烂、疳腮及患螳螂子症，甘草、山豆根煎汤下，愈。

小儿身患胎红，金银花煎汤下，愈。

小儿双目肿红，或起云翳，木贼煎汤下，愈。

小儿感受暑热瘟疫时症，杨柳汤下，愈。

小儿桃花赤痢，牛蒡子煎汤下，愈。

小儿身热发麻，不能出透，升麻三分煎汤下，或麻后作病，乃麻毒未清，浙贝母煎汤下，愈。

小儿因急惊，服药错误变成他症，急服此丸多粒，渐渐痊愈，惟目实盲、胸凸背跎、手足弯不能复原，只能止其不再深坏，即此而愈，形体虽损，尚为生人，至微见端绪者无不复原。

## 慢惊天诏留儿丸

小儿慢惊风，向无救治善法，而其病又为小儿常有。古今医士或操术应世，或著书垂后，各奏尔能，未之或效。盖推其设名之始，称慢惊风者，以其慢慢变坏，故曰慢；以其变时作惶恐状，故曰惊；以其手足耳鼻目唇抽缩，意其有风，故曰风。厥名所由来，已足令人失笑，而逞私作伪之徒，见其症必不欲食，而或泻不止，以为其病在脾，漫改为慢脾风，自诩千古独得之秘，更有所谓木克土症，则悖谬益滋矣。进求其治法，有用寒冷者，有用攻伐者，有用温热者，有用补阴者，有用提气者，有用祛风者，有用祛痰者，有用金石之品、重质镇惊者，有用蛇蝎蜈蚣以毒攻邪者，有率立回春丹、抱龙丸、十宝散、犀黄珠珀定惊散等方，妄称专治此症者。任意立方，毫无把鼻，不知小儿何辜，乃供其臆说而身为戕耳。夫医学必从格致而入，乃得真诠，人之脏腑经络洞然若见，而后抵其隙而攻之，则药庶效灵矣。今将慢惊风之症明辨之。

按：此病源全在人脑。脑为百体根本，关系性命，少有不安则全体功力涽乱。若大不安，则呼吸之间立见生死。考其致病之由，有身患他症，用药表散过度，出汗过多，有伤元气，以至脑神散涣，一也；有服药凉降，攻克过度，竟至脑液枯竭，而脑之功力即乱，二也；有因体弱失乳，三也；有因泄泻过多，四也；有因小儿久病，无益之举，百端相试，反令脆薄之体制而愈弱，脑亦渐渐变坏，五也。他如交媾甫毕，以乳哺之，或因儿啼，随交随乳，此皆脑筋变坏之由，以成厥病。其变坏之状，因脑之功用先失，此时脑体内所递之津液气血，不能布于双目，故前一二日，或一二时，厥目常喜上视。上视者，目系抽缩也，且目睛渐发呆光。发呆光者，目之津液渐枯而无神也，过此则双目常合，似睡非睡，或竟酣睡，其人则或能饮食，或稍能饮食，或不能饮食，或吐呕，或腹胀，或泄泻。囟门跳动，或甚微，或甚急，或囟门竟凹陷。有时身上阵热阵冷，当其热，面赤如醉，当其冷，由手足指尖冷起，以至面现青白色，时或抽缩，时或晕厥，时或腹向前，头向后，如角弓之反张。但有此种变态，头额先微汗，后大汗，即非佳兆，此血质将尽坏矣。从此变态愈多，脑坏愈甚，则延一二时，或一二日而死。若有妙药，尚可乘其有气而救之，否则必死无疑。

盖人之百体无非白筋、来血管、回血管三者组织而成，白筋发源在脑，来血管总在心枢，回血管则总在肺经，末汇在心总管，与来血管相倚而显其功用。盖来血管含天地空气（译西国格物学曰空气）而色赤，赤血为养百体之宝，迨运周若干路而生气吐尽，则血质反吸体内浊气（译西国格物学曰碳气）而质变瘀紫，势必由回血管内（手背蓝筋即此管之浅者，因含紫浊之血，故隔皮视之，其色如蓝）回致肺，经呼出浊气，吸入生气，将紫血化为赤血，再入心总管以便来血管递吸而分布百体。至血之能运行不息，则全恃脑中白筋，默运其舒缩推吸之力，盖脑犹树根，百体犹枝干。当胃之脑筋坏，即见不欲食，或食即吐；大小肠之脑筋坏，则大小便失常，或食即泄；肝之脑筋坏，则粪白；肺之脑筋坏，则吸少而呼多，舌现黑苔；手足之脑筋坏，则抽缩；大血管之脑筋坏，则血之来回失常，或时通，或时停滞。当血路停滞则身上冷，指足尖冷，面变青，及其忽通，则手足热而面赤，抑或瘀血渐积，陡然压脑，则晕厥不知人事，或厥数次而死，或一厥即死。亦有晕后忽作惊恐啼叫，偶发一二声，或振振战栗，无非脑与心窍相通之血管忽通忽塞使然，不幸而上下相接之血忽然竟止，则人命亦忽然垂绝矣。

夫有此必死之症而必欲生之，非有可以必不死之药而未必能生之也，惟其未必能生之，而独有此必不死之药，则其人之生也必矣。

某考究详明，诚心配制，此药万试万应，诚保赤之九转丹也。其功力如神，服之顷刻安痊，间有晕而已死，手足尚温，心略跳动，以此急灌，多可生全。若凡服一丸即愈者，连服几丸，其体即健，无容另为调补也，服法详后。

计开：

小儿患慢惊风，每以一丸开水调服，少时即张眼索食，手足渐温，泄泻渐止，再急进一二丸，痊愈。

小儿平常身弱，间两日服半丸，连服数次，身体即健。

小儿常泄白粪，囟门凹跳，时流冷汗、盗汗，夜啼吐乳，每次服半丸，数日即愈。

## 健儿胖体含珍饼

鸠形鹄面，瘦骨嶙峋，人咸谓体质使然也，而实则有法可以补。补之法，非燕窝膏、八珍粉、健脾粉所能奏厥效。考知肉纹丝丝通透如管，管蓄血质，一为红质，一为胶质，红质多而浓，肉乃壮实，而肉缕四周之油质常满，人遂肥。当胶质浓多而红质稀少，则神痿弱，肉质松削，而肉缕外之油质亦渐散，人乃瘦。夫人瘦之故不一，病后失调，一也；过劳过思，二也；弱人饮食不调，三也；壮人误食补食补药，四也；久居卑湿之地，五也；多食果蔬，六也；饱时强食，饥时失食，七也。有一于此，即累血质。某制药饼，味可口而功甚大，能养血，能生红质，能减胶质，能通气和血脉，能增长油膏，除皮肤绷缜[1]，俾肉质坚实，服之者洵有以补造化之功也夫。

计开：

小儿体瘦身弱，面无血采，胃口不强，每日早、午、晚食饼二三枚，二七日体渐健，胃渐强，旬日肥壮。

不论男妇老少，体瘦胃弱者，每日食之，日渐肥壮，神采渐现。

平人病后体羸瘦，胃弱，血色不华者，每日食之，渐渐唇红胃强而体肥壮。

## 暑月火疖化毒隔山消散[2]

暑疖为婴幼大苦事，有如粟者，有如栗者，有黄脓

---

① 绷缜：干紧。
② 暑月火疖化毒隔山消散：原为"小儿暑月火疖化毒隔山消散"，据目录改。

者，有白泡者，有破流黄水者，有三五成撮者，有溃烂成片者，有拖脓沐血者，甚之脂汁染惹，着处即生，延及全体，叫号无状，诚可矜①也。

夫人皮肤之间，匀布汗孔，孔之口偏绕微细血脉管，适逢暑热湿毒之气传入，则蕴积而成疮。世方虽多，而效者盖寡。某是药，通汗孔之血管，解热毒，敛脓，止痛，生肌，随涂随消，涣然冰释，是殆②为婴幼之清凉散与。

计开：

小儿头、面、身、手一切热毒大小暑疖，涂之立时消肿退红，过夜而愈。有破口者，以软布醮此药水贴患处，二三日立收口。贴药后，若干，则宜再以药水润之，贴之愈，乃止。

无名肿毒，涂之立刻止痛消肿散毒，至蛇蝎等伤，痛疽大疮，则不能医治，本斋另有秘制之品，专治二症。

---

① 矜：哀怜。
② 殆：当然，必定。

# 卷 四

## 妇科目录

| | |
|---|---|
| 保发沁香碧霞油① | 每大罐价银柒钱贰分 |
| | 中罐价银叁钱陆分 |
| | 小罐价银壹钱捌分 |
| 生发翠茸膏② | 每大盒价银壹两肆钱肆分 |
| | 小盒价银柒钱贰分 |
| 白③肤退瘢嫩面月华散 | 每大罐价银柒钱贰分 |
| | 小罐价银叁钱陆分 |
| 鸡眼脱丁水 | 每大罐价银叁钱陆分 |
| | 小罐价银壹钱捌分正 |

## 调经璇玑丸

妇人行经，生育之本，而疾病系焉。夫其月一至也，期不爽④，故名以月。以其若大地潮汐，亦名曰红潮。盖秉天地自然之气也，乃有七情六欲，暑寒风湿，攻贼太和，则足以丛生百病。世之方药，考察不真，非徒病不治，从而甚之者有矣，良可概也。

某考西国医术，知月经实非血也，厥物为子宫所生液水，功用有二：滤净周身血质，泄其不合养形卤浊之料，一也；用以涤荡子宫，致其绷缊以备开天造人，二也。故不容或乖常则，其人无病则易孕，若或来期前后不定，止

---

① 保发沁香碧霞油：原为"闺阁保发沁香碧霞油"，据正文改。
② 生发翠茸膏：原脱，据正文补。
③ 白：原脱，据正文补。
④ 期不爽：月经如期而至。爽，差失。

期久暂不定，颜色红紫不定，如此则难孕。甚有停经不行，渐患潮热骨蒸及延累别部，变态纷出。如累脑，则眩晕疼胀；如累肺，则咳喘成痨；如累胃，则吐酸呕水，中脘挖痛；如累肝，则吐绿水，肝气痛；如累骨衣，则周身骨节酸楚委顿；如累腰，则腰胀疼不能立；如累子宫，则小肚胀坠，经后面无血色。尚有琐状，难以悉数。

某参究有年，欲辟千叩千应之法，久之恍若有所得，杲杲①乎我心启光明藏矣，真法初解，遂配是药。夫是药也，导引血气，滋汰脉捩②，准乾坤阖辟之钥，体阴阳消长之原，殆犹璇玑之运也，因以名之。药成，普济多人，效如操券，今用布厥功，以便同气，服法查鉴。

计开：

经来瘀黑，川红花钱半，蒲黄二钱，煎汤下。

经来腰酸痛，生切杜仲三钱，侧柏叶三钱，煎汤下。

经来小肚痛胀，小茴钱半，淮牛膝五分，肉桂二分，桃叶七片，煎汤下。

经来头晕，人参叶二钱，当归一两，煎汤下。

经来面白，唇无血色，鹿茸一钱（研），酒和丸化下。

经来迟，巴戟五钱，当归一钱，远志三钱，煎汤下。

经来过早，黄芩五钱，煎汤下。

经来吐水呕酸，丁香一钱，荜澄茄钱半，煎汤下。

---

① 杲（gǎo 稿）杲：明亮貌。
② 滋汰脉捩（liè 列）：荡涤血脉所含杂劣之气。捩：违逆，非常态。

经来周身骨节酸痛，松树节一两，威灵仙一钱，煎汤下。

经脉不通，土牛膝五钱，威灵仙三钱，煎汤下。

此药每服一丸，默计经期将至，每日早晚各一服，服至经净后二三日止。俟下月再照章服之，轻者初次服药二次，行经即无病，而能身健生子也。

## 补血健身月月红酒①

妇人月经，月月应时而至，身体强弱、受孕难易，全系乎此。盖月经者，天生此物，其红质非血也，乃由周身血质内发出，用以滤去血内杂气杂质，一使气血清宁，二使精神爽健，三使藉此涤荡了宫，以便成孕。故面青黄无血色，或唇白或牙肉淡而不红，其经水或多或少，其经质或淡或浓，或停一二月而一至，或间一二月而微至，此皆令妇人身体渐弱，断难受孕。其致此之源，或由子宫内脑气筋软弱，不能将月经由微丝血管分出，失其功用，或由周身血质迟缓，或由脑脊无力累及子宫，或由房事过度，子宫痿弱，或因久病久泻，或因产后身弱，有伤气血。

以上一切根源，皆由多年详考而知。如欲立一妙药，为妇人壮身体，种婴儿，则是酒也，服之旬日而面目光华，肌肤润泽，月月红潮不爽，而种子如操铁券焉。

---

① 补血健身月月红酒：原为"妇科壮血种子月月红酒"，据原目录改。

计开：

妇人宜常服此酒，则身健，月经调，易受孕。

此酒每服多少皆可，盖品性中和，功力纯粹也。

此酒专治妇人经少，经迟，经淡，身弱血少。若因月经而有他病，如腰酸、经黑等项，则以本斋秘制调经璇玑丸最为神效，非此酒所能及也。

## 参茸种子培母丸

或曰："人可造乎？"余曰："不能。"曰："子可种耶？"余益谢曰："不能。"曰："然则某某者，一二十年曾未孕育，某某者一产之后久无庆期，闻先生遗以药，而含饴待笑，辉生文褓矣，奚曰不能欤？"余曰："子休矣。余亦人也，非造化也，何能摄魂魄，哺神气，而成其婴儿耶？虽然，尝见善植者矣，木茂而果繁，岁亘丰收，无他，当萌蘖①之始，即有以酝酿其元英，实成以后，更有以滋培其命脉耳。假令始栽不溉，既实不培，则华而不实，实而不再焉。夫人身犹木树也，孕字犹结果也，有童而不孕，孕而不实，实而不再者，非术肖善植，更岂能芽空中之核而令呱呱者朕诞乎？盖人身以筋、血、骨、膜、精、液、气七物凑合成形，奥旨非片言可罄，亦非泛泛之药如十全、六味、毓麟、宁坤、坤顺等类所能培补人身神

---

① 萌蘖（niè 聂）：喻事物之开端。蘖，树木砍去后长出的新芽。

妙之质体，固必深明精血消长之源，脉络交荣之窍，从而精其药法，几代天工，始有特验。如某是药者，以其考究精深，为用既久，迥非凡品可比拟。故溯其功效，能使血加浓，能使血加多，能使血不滞，能使血加热，能暖子宫，能壮腰肾，能补脑髓，能健四肢，能润经络，能长精神。自此，气因血增而骤盛，精因气盛而作强，神因精强而陡壮。三宝充足，百体不堕，无论痿弱多般，一服而诸苦恼捐弃糜遗。服至百日，即绝阴不产者，无不嗜酸作阻，突现膨脖之象。是知余非能造人，尤非能种子，迨亦如善植者之能顺物之性，以顺人之性耳。妇人服此，将松柏其体①，瓜瓞②其子孙，则当知予之药能种子培母云尔。"

计开：

妇人从未受胎，不计年月，但每日以酒调服一丸，一二个月则子宫有缊缊化纯之景，而兆结麟儿③焉，如觉有胎，即宜停服此丸凡孕妇有胎不安适者，宜服本斋固胎神仙锁丸，可保无小产之患，且生育极为快爽，大有妙用。

产后年久不育者及产后失调者，每日以当归一两，远志二钱（去心），煎汤调服一丸，一二月必有佳兆。

老年妇人，经水久绝，忽如水来，此子脏脱气也。每日以川杜仲一两，煎汤调服一丸，数日痊愈。

---

① 松柏其体：喻体格强健。
② 瓜瓞（dié 叠）：喻子孙繁衍，相继不绝。
③ 麟儿：又名麒麟儿，指代颖异儿童。

妇人无论老少，凡身体虚弱，气血衰微，头晕目眩，饮食无味，心跳自汗、盗汗，月经色淡而少，四肢无力，腰膝酸软，眼花气喘，脘胀，吐酸呕沫，面白唇青，发脱筋抽，肠鸣胃满，下部寒冷，或每值房事则痿软如得大病。以上各症，如不因于感冒寒风湿暑者，每日以金樱子三钱，泽兰一钱，煎汤调服一丸。一两月身强血壮，诸病不生，即能受孕若有潮热、骨蒸、五心烦躁、子午潮热者，宜先服本斋骨蒸银河丸，俟退净潮热，再服此丸。

此丸为培补妇人一切诸虚百损之妙品，种子可必之神方，艰于贤嗣者，宜深识之，庶不负本斋一片婆心也。

## 保产固胎神仙锁丸①

妇人怀孕，出自天然，十月气全而生，本无滑胎小产之患也。其世多小产滑胎，皆因怀孕之妇有乖常理，以至胎不自安其天然之长养，而逼之使小产耳。惟妇人既经滑胎小产一次，则下次受胎，默至前次小产之日月，倍易犯坠胎小产之苦。若犯及二次，则次次受胎至此日月皆易小产。大若子宫之体已习惯小产，至此日月，倘有所犯，不觉其胎自动，其子宫提摄之力自松也。夫子少丁稀之族，坐是厄困，殊堪恻然。

某推求多年，阐其根源，则有多种：一由身弱气痿，

① 保产固胎神仙锁丸：原为"秘制保产固胎神仙锁丸"，据原目录改。

二由子宫之筋络无力提摄胎儿，三由周身血运行过速，四由血少不敷长养此胎，五由交媾过度，六由跌打伤胎，七由子宫养胎血管闭塞。以上皆令胎动而小产之根由也。凡胎在子宫内，血络胞衣，层层裹结，如花苞果，长养此胎，其中气筋血管丝连络结，与母潜通，不容稍有阻滞。若有阻滞及上说各因，则或气血因是乱常，厥胎定无全璧。如俗传保产无忧散等方，不止千万，及求可恃之功效，则有大不然者甚矣，何胎之难保而不验方之多乎？

某合炼是药，最为神验，为用已久，保婴极多，信如神仙金锁玉环，固胎不坠，今虔谨配制，庶望灵药所布，多保人才焉。

计开：

孕妇腰痛，胎欲滑坠，杜仲五钱，煎汤下。

孕妇腹疼，胎欲坠，乌药五钱，煎汤下。

孕妇交媾后胎不安，苏梗一钱，竹茹五钱，煎汤下。

孕妇素惯小产，间一二日，嫩北芪五钱，煎汤下，可保平安。

孕妇跌打，动胎将坠或不安，莲须三钱，桑枝一两，煎汤下。

孕妇胎动已见红，龙眼肉一两，荷叶二钱，煎汤下。

妇人得孕之后，隔三五日，常服此药一二丸，保产安胎，生出婴儿，子母皆身健也。

以上若有所因，即按照汤引，若无病，即以开水调服，每次或一丸、二丸皆可。

## 难产催生霹雳开关丸①

罗浮二山之阳，岩深石怪，瀑清树奇，淡然子古氏尝终日瞑默其间。有就教者，与言则言，与饮则饮，若云行水流，无心而接，迨河上仙翁之俦侣②耶。然叟品格虽高，飘飘难及，窃幸避世绝俗之概，末颖端倪，故时见捧鸡豚献叟者，扎③旨酒④爵叟者，修脯果寿叟者，叟皆不来不却，各顺自然。会某采药朱明洞天⑤，叟适先在，叟忽呼曰："有缘哉，吾欲告子者久矣，子迨习格物学医学之某乎？"某曰："不肖谨奉教。"叟曰："妇人产子，参古求今，久不明矣，其实显然也，子之素获何如耶？"某曰："尝求之西儒矣，乃导某先观人之脏腑，复随彼往治难产，手眼兼到，图法毕具，药术既馨，而某神会于中西肯要矣，请略陈之，以质夫子，敢求明教。

"夫产子非因努力而出，系胎至产门，则子宫自发能力舒缩推送，将胎送出。当该胎将出之际，前顶阴额，后撑尾庐，尾庐之骨即乘势往后翻展，出路既直，而又有浆

---

① 难产催生霹雳开关丸：原为"催生神验霹雳开关丸"，据原目录改。

② 俦（chóu 稠）侣：朋辈。

③ 扎：准备。

④ 旨酒：美酒。

⑤ 朱明洞天：惠州罗浮山十八洞天之首，为道教第七洞天、第三十四福地。洞天为道教之称谓。

胞胶涎，生成和滑，前挤后展，顺势而出，此产之正也。若用力努挣过甚，即令子宫本力竭乏，胎至阴门时，其子宫不及舒缩推送。若因努挣用力，尾庐受伤，即令伤处筋弛脉结，尾庐因是无力反展，照常兜紧胎孩，故胎孩无路可出，此产之变也。凡人一努挣，则肚皮一胀展，一呼吸，则肚皮一缩收。一努挣，则胎往下耸，一缩收，则胎往上遁。乱耸乱遁，胎移其位，则或横生，或倒生，此产之难也。或身弱乏力，或子宫舒缩本力已竭，其胎衣即不能下，或努挣伤及子宫内膜，胎出后子宫即肿，肿则夹紧胎衣，胎衣即亦不下，或产前多食补药热物，胎衣在子宫内有发热溃烂处，其处日后渐与子宫生连，则胎衣亦不能下。此胎衣不下，此产之危也。

"胎孩在腹内，口鼻本无气通，不能呼吸，其脐带中密布血管，内接儿脏，外连胎衣。胎衣之底，再生微细血管，如绒如毛，络续子宫内膜，子母浑一，血气潜通。及人生之时，则先断子宫内膜所连与胎衣相连通血之丝络，此时故阵阵疼痛。产之后，如瓜脱蒂，从此始与母身之血气分张，口鼻初吸天气。若努挣过甚，子宫与胎盘相连通血之管已经挣断，儿尚未生，当此之时，内无母血可接，外无出路以吸天气，则小儿倾刻血坏，郁逼而死。

"凡胎孩在腹，上有膈膜肺、肝、胃、心，后有大小肠，前有膀胱。每产，母用力一挣，胎在腹中为四围脏腑一挤，若偶然压紧脐带，则孩体与母相通之血路不通，不通则孩死，此胎之所以死，产之大险也。及胎既死，子宫本力亦乏，若努伤子宫，子宫肿大包夹死胎，则孩死亦不能下，此更产之危险特甚也。"

淡然子喟然曰："危乎哉子母之分身，善乎哉吾子之敷陈，挽倒振坠，灵药何恃欤？妙技何施欤？"某曰："在中国之药有生化汤，有佛手散，有竭没散，有兔脑丸，鼠肾丸，有回生丹，有一枝箭等法。在西国之药，有某丸、某散、某药膏、某药酒、某药霜、某药水等。"淡然子曰："效如操券乎？"某曰："有效有不效。"淡然子曰："然则先师授某催生霹雳开关丸，神灵无匹，某有心传世久矣，今请授子，广为救济。"某拜领之，且曰："是药也，能和胎中气血，能令子宫发力，能开尾庐之骨节，能离脱生连子宫之胎衣，能消子宫之肿，能愈子宫之裂，能下死胎，能顺横生，能理逆产，夫璇乾转坤，飞仙之上药也。一丸入口，再作活人。神哉药乎！"某受法，已合炼传用历有寒暑，各见神功，今纪①译源流，详服法于下。

计开：

久产不下，酒调一丸服之，甚则再服一丸，无不顺生。

儿倒产门，浆胞已破，干涩难生，淮牛膝八钱，龙眼肉三两，煎酒服一丸，用麻油涂阴户自生。

---

① 纪：现作"记"。记载。《史记·本纪注》："纪者，记也。本其事而记之。"

胞衣不下，莲蓬壳二钱，或苏木二钱，煎酒下一丸，其胞衣自下。

死胎不下，淮牛膝三钱，红花三钱，煎酒调下一丸，其死胎自下，甚则二丸。

## 产科月内却病祛瘀金篦丸[①]

妇人生产乃天地自然之道也，然则有浑身发热而成痨蒸者，有产后膈胀者，有产后骨痛者，有产后吐血者，有产后小肚胀痛者，有产后作呕者，有产后两腋如夹者，有产后腰痛如拆者，有产后头痛如钻者，有产后眼黑眩噤者，有产后四肢浮肿者，有产后气喘难眠者，有产后子宫痛坠者。凡此而外，病状千变，夫世间之药，如乌金丸、生化汤、益母汤、回生丹等，视为奇秘，或小效，或不效，遂令产后有病不能必愈为可虑耳。予欲求妇人产后有病必愈之药，先请详产子之情状：

夫妇人未经受胎之时，子宫只长三寸半，体厚三四分。及受胎，则胎大，子宫包住亦渐大。及将产，大至几斤，长及尺余，厚及寸许。且包衣之外，丛生细丝血络，密如蛛网，与子宫内膜生连。其络中之血，即由脐带通入孩脐，以长养胎身。至产时，子宫自发舒缩力将胎往下挣，其时相连之细丝血管齐断，如瓜脱蒂，胎便产下。

---

① 产科月内却病去瘀金篦丸：原为"产科安母却病去瘀金篦丸"，据原目录改。

胎虽产下，子宫厚大未消，其血管伤处亦未愈，且胎在肚腹，日日挤撑，两腋亦暗暗撑损。胎出产门，尾庐骨往后展松，放胎下出，其骨脉挺展亦有暗坏。胎在腹中长大，撑顶膈膜，膈膜亦有微坏。故初产之妇，若有情欲内伤，风寒外感，则诸症丛生。子宫内膜发肿之处发热，则令潮热成蒸骨痨；若膈膜变坏，则结胸闷呕，不能食；两腋排肋变坏，则如夹如打；或下部血管有坏，则逼血上逆，吐血、咯血不止；若坏及肺膜，则肺胀作喘；若骨髓有坏，则终身带病延年，痰喘、骨蒸、身弱、头疼、晕眩、心常跳、眠常不安等，不一其状。

夫既知病之所由起，而后可以用药。予自受先师秘法，乃产科伐毛洗髓之上丹，虔诚配制，以期济世。是丸也，能安神，能补血，能调气，能和内腑，能益心脾，能去子宫之浊滞，能去骨脉之留结，能消胀痛，能已腰酸腋胀，能振脑，止头眩、头胀、头疼。凡产科月内之病，此丸入口，其效如神。凡家内有妇人，皆宜各置服一丸，以备不急之需也。

计开：

产后每日酒下一丸，连服十二日，恶露自尽，诸病不生。

产后小肚胀痛，丹皮三钱，山楂三钱，煎酒调服一丸，愈。

产妇吐血，竹茹五钱煎汤，每日调下三丸，愈。服后下行恶水，不必惊恐。

产后气喘，马兜铃三分，荆芥二钱煎汤，调服一二丸，愈。

产妇血崩，紫草茸钱半一名紫草膏，成块如茶膏样，如无，即用石榴皮钱半，罂粟壳一钱，煎汤下。崩及多者，高丽参五钱煎酒，或用人参一二钱，血止之后再服几丸。

产妇恶水不行，或两腋作痛，或面黄口干，鼻中流血，苏叶钱半，淡豆豉三钱，煎汤下。恶水行，或痛止，再服几丸。

产妇头晕眩作呕，或胸闷不欲食，甘松五分，木香一钱，煎汤日下一丸，俟头不晕眩，不呕不闷，开胃，再服几丸。

产后周身蒸热酸痛，五心热，或似疟非疟，桑枝三钱，煎汤，日下一丸，热退，再服几丸。

产后阴门大肿，或大痛，茯苓三钱，煎汤，日下一丸，至愈止。

产后作肿，中心烦渴，四肢觉寒，或五内烦躁，言语癫狂，或喉哑失音，苦桔梗五分，甘菊一钱，煎汤调服，愈。

产后小便涩结，大便不行，或乍热乍寒，如痴如醉，木通五分，煎汤调下，愈。

以上各条，各有汤引，凡服此丸，病已见愈，即应再服几丸，以毫无病苦为度，此乃治产后留病、产中洽①病之仙药也。

## 白带独妙丸

白带一症，妇人多患，医书或指为湿在下元，或指冷在子宫，或指为带脉虚寒，或指为阴阳过度，或指为产后失调，或指为身体虚弱。调治之药，无非白凤丸、宁坤丸、毓麟珠等。间有谬称专治白带之药，求其方法，亦不出前方加减，大都巧饰其名而罔市利耳。盖病源既晦，其方不灵，人之患此者，非因是痿顿，即带病延年。

噫！天地间有药不知用，医士得无厚颜乎？某考知此病在妇人子宫内层之衣膜，盖此膜有病，厥疾乃作。推其致病之由，则有因行经时饮食寒冷者，有手足入冷水久浸者，有房后犯冷者，有久居湿地渐受者。若病浅，则所流之物非白浊沫水即清冷冻涎。若延久，必流晶明细条，形同线粉。若日久病深，则子宫内膜损溃，微肿，故流带即觉小肚胀坠不安，阴户微痛，甚至内膜既溃，伤及血管，即有血水随带流出，此即俗名赤带。若内溃处流脓，浑入带内同出，即名五色带。倘累及腰，则腰酸胀；累及脊髓，则挺戴无力；累及脑浆，则头时眩疼，精神短少；累及脾胃，则中脘胀疼，时呕清水，饮食不多。有时累及阴

---

① 洽：当作"恰"，刚好，正巧。

中血管，则子门宽冷；累及阴户中脑气筋，则产门痒痛，久则血质内精液渐变，以至面青唇白，肌肤枯瘦。不但生子难望，即间怀身孕，惯多小产，即不小产，儿亦孱弱难养，人亦因此延累成痨者有之。

某辨症考药，实事求是，制成万治万痊之药。能安子宫内膜，止白涎，汰洗污浊，调和血气，暖束阴道，壮精神，健脾胃。无论经年远近，轻者七日，重者二七日，必然痊愈。若多服几丸，子宫充温，可望生子，神奇之处，尺幅不尽罄也。

计开：

平常流白带，开水下。

流带腰酸头眩，川杜仲二钱，甘松三分，煎汤调下。

流带夹赤，黄芩三钱，煎汤调下。

流带五色，生硼砂五分，冲水调下。

此药每早晚服一丸，禁房劳、酒、生冷、水果、鱼蟹海味，其药必灵。

## 保发沁香碧霞油

人老则发白，衰则落，此常经也，若未老而白，未衰而落，则不能无憾也。古今卫发方多矣，鲜有善者。余有药，一黑二光三易长，四不枯黄，五不腪①，六不腻，七

---

① 腪（zhí直）：黏，滞。

头皮发根不生白屑，八不作汗气臭，九不生虱，十不易脱落，十一不焦卷，十二有异香。今制甫成，出而问世，将见金闺无秃发，绣阁少光头也，岂不大快事哉。

计开：

妇女日涂此油于发上，不但令鬓髻灿然，有光、黑、香之妙，且用后头不起皮，发易长而难脱。

男子病后发脱难止者，日以此油涂发根，亦妙。

## 生发翠茸膏

树老则叶落，人老则发落，天也，非人力之所能为也。然有病后产后发根枯脱，濯濯然[①]或不髻焉，将奈何？予曰：发之质体通如管，有节如竹，微有血以养发茎，根生小粒，瓣合如蒜，其下匀布白根，内连皮肉，此发之所以发荣滋长也。根或槁，瓣或枯，则发落矣。今予有药，以润发之茎之质，通养发之血脉，滋其根瓣，而病后产后患此者将着手成春，欣然诵“鬒[②]发如云”矣。

计开：

此药每日取少许涂脱发处，力擦数十下，一七日渐见头皮微肿，其发渐生，涂不百日，其发多且旺，但不可涂于不要生发之皮肉处，否则毫毛亦粗，极不雅观。

此发初出时极嫩而黄者，以刀剃去三四次，仍一面涂

① 濯濯然：光秃貌。

② 鬒（zhěn 枕）：（须发）黑而密。

药，俟再更易则粗黑旺长矣。

## 白肤退癍嫩面月华散

客有问予曰："语云：'采白雪，采桃花，与儿洗面作光华；采桃花，采白雪，与儿洗面作光悦。'术奚及此？"予曰："其然岂其然乎？予有药，请合以贻子。"无何①，友谓予曰："神乎哉是药也，拭之灭鹊癍者若而②人，舒鸡皮绉者若而人，莹然而变其黄赤者又若而人。"某曰："夫人之皮也，肤也，缕黏如珠，其间周列毛孔汗窍油管，孔之间，复各有血管螺萦其内，以养皮肤。显微镜察视，历历如绘。如汗孔生小疮，疮愈即有印迹，血瘀其内，即成黑点。身中气血弱，则面皮寒，寒则生浮翳，翳如石上苔，日布日广，即成鹊癍。油管闭塞，则中室如胰之质，即成为暗疮、粉刺、酒齄③。皮内之微血管血滞，则黄黑赤之变相生矣。血涩气痿，津液缺乏，头皮乃生异文，则为鸡皮皱矣。"友曰："腐铁以卤，洗金以盐，物类相感也。子之药，迫铁卤金盐乎？"某曰："诺。"

计开：

面起鸡皮皱纹，黄黑鹊癍，暗疮，酒刺，每早晚用

---

① 无何：不久。
② 若而：若干。
③ 酒齄：亦称"酒皶鼻""酒渣鼻""酒糟鼻"。

散一二钱，水调涂面，搓搽良久，始以沸水洗净，洗后以两手搓搽面额使热，照法为之，一月之久，瘢点渐没，肉质渐白、渐嫩、渐光，一年与众别，久用面如孩童。

面皮粗、涩、黄、黑、黧、赤及鸡皮皱者，每日早晚除洗面用药如法外，每夜临睡再以鸡蛋清调药二三钱，遍涂面手，次早洗去，七日后老皮渐脱，肉纹之粗涩皱点渐淡而复滑嫩，旬日嫩白如玉，更易见功。

## 鸡眼脱丁水

毋劳尔形①乎，劳形者手胼而足胝②矣，手而胼，足而胝，久之皮厚而坚结，若有物垫乎其间而能作痛者，鸡眼也。今有药，一点蒂脱，再点除根，盍购而试诸。

计开：

将此药以棉花浸饱贴鸡眼上，外以布扎紧，次日再蘸湿，一日或二日，鸡眼四面离起，再贴自脱，中间钉根脱落处之小孔点上药水少许，再以棉花蘸药贴之，过数日开看，小孔生满，即已愈矣。

鸡眼过厚，恐药味难透动，应先拨动，或剪去上面极厚之皮一半，然后敷药则更易见功。

---

① 毋劳尔形："毋"原作"母"，据文义改。"毋劳尔形"意为不要过度劳累。明李攀龙《列仙全传》载广成子言："毋劳尔形、毋摇尔精，毋俾尔思虑营营，乃可长生"。

② 手胼而足胝：手足上生有皮茧。

# 校注后记

《见心斋药录》，清代见心斋主人撰。全书共四卷，近八万字，成书于清光绪七年（1881）。本次校注对该书的版本、书名、作者、著作类别、学术特色及学术价值等进行了整理与研究，亦对书中存在的错误及不足之处进行了分析。

## 一、版本考

根据《中国中医古籍总目》《全国中医图书联合目录》《中国医籍通考》《中国医籍大辞典》等记载，查阅《见心斋药录》的版本信息，发现该书国内仅浙江省中医药研究院图书馆有藏，为孤本。

浙江省中医药研究院图书馆所藏为清1881年刻本，一函，上、下两册，分载四卷内容。书之外封应为后补，上册毛笔小楷书有"见心斋药录卷一二"，右下角贴有该馆藏书分类标签，手写"本草"两字。扉页为橘红色彩页，一面印有"见心斋药录钺州□□尉题尚╱"，另一面印有"光绪辛巳嘉平初吉"。开本大小为16.5cm×11cm，版框尺寸为13cm×9.5cm，每半页12行，每行25字，不分栏，白口，四周双边，黑鱼尾，版心刻有书名、卷名及页码。自序及正文页钤有曹炳章印。曹氏之印为方形，印有红色篆文"四明曹炳章之印"。

由于本次调研未见有关该书的其他版本及馆藏信息，故确定以此本为底本，通过本校、他校、理校等手段对该书进行整理。

二、书名考

从了解书名之由来及相关背景知识的角度入手，项目组以"见心斋"为检索主题进行文献及实地调研，主要找到以下两项资料。

1.《复见心斋诗草》

这是能够查到的唯一一部书名中有"见心斋"字样的文献。《复见心斋诗草》（现存光绪四年刻本）为清人孙人凤（1805—1867）所撰。孙人凤，字翔伯，号补笙，室名复见心斋，浙江钱塘（今杭州）人，但本次调研尚未发现其与《见心斋药录》或见心斋主人存在任何联系。

2. 香山见心斋

北京香山公园有一处名为见心斋的庭院，始建于明嘉靖年间，相传是皇帝鉴证大臣是否忠心的地方。其出处来自朱熹《朱子语类》第十九卷："圣人说话，开口见心，必不说半截，藏着半截。"取开口见心之意。但通过对调研结果的分析，未发现香山见心斋与《见心斋药录》的关系。

据《见心斋药录》自序介绍，"见心斋"是作者维持生计所开设的药店名，而《见心斋药录》主要收录该药店所售之药，取名"见心斋"目的是表达自己以真心待患者，以好药示病家，取"见其真心"之义。

香山见心斋建于1522～1566年，《见心斋药录》成书于1881年，作者取名是否受香山见心斋影响目前尚未发现证据。

### 三、作者考

《见心斋药录》成书于1881年。书中记载，该书为见心斋主人积20年心血而成，书中还提及同治四年见心斋主人与友交游之事，据此推测，作者可能出生于清道光年间，历经咸丰、同治、光绪，卒年不详。

《见心斋药录》作者见心斋主人真实姓名不详，笔者查阅《清人室名别称字号索引》《室名别号索引·增补本》等堂室名号类工具书，未见与该书作者相关的有价值信息，亦可能见心斋主人并非作者正式名号，抑或是作者名不见经传，各类工具书未收。笔者从书中内容入手，判断作者可能生活在岭南一带，有可能是两广人士。依据如下：

1. 书中多次提及岭南一带地名：①罗浮山：罗浮山我国共有两处，一处位于四川绵阳；一处位于广东惠州，后者为岭南四大名山之一。而《见心斋药录》所记之罗浮山有一处名朱明洞天。朱明洞天为惠州罗浮山十八洞天之首，依此判断作者所言罗浮山应为广东惠州罗浮山。②梅岭：一名大庾岭，为五岭之首，位于赣（江西）粤（广东）之边，是古代中原入粤门户。③高凉：查阅《辞海》

（1989 年版）可知，高凉为郡名，东汉时辖境相当于今广东电白、阳江、恩平、阳春、云浮等县和茂名市。西晋移治安宁（今阳江西），隋开皇九年（589）废。大业及唐天宝、至德时曾改高州为高凉郡。通常情况下，高凉是指高凉郡（今广东西南部），也指今广东阳江市。④闽粤：如内科卷在述及"化瘴愈蛊药王丸"时，书中有："今制以售人，取携甚便，人之近游闽粤，远历南方各国者，幸早赐顾焉。"

2. 饮食更符合南方的饮食特点。文中在谈及服药宜忌时多处提及忌食麦面。如瘴病患者服药治病，不可食麦面。麦面为北方必备主食，餐餐皆有，北方人一日三餐均不离麦面，不可能因患瘴病就忌食面麦。而南方以米食为主，面食仅为点缀。南方人多面食可引起脾胃不适，如《随息居饮食谱》中有："南方地卑，麦性黏滞，能助湿热，时感及疟、痢、疳、疸、肿胀、脚气、痞满、痧胀、肝胃痛诸病，并忌之。"故在南方一些地区，麦面被认为不易消化，碍胃。因此，这一禁忌项更可能是针对南方人所言。

3. 瘴与蛊。《见心斋药录》中提及 8 种瘴和 9 种蛊。岭南多瘴，书中所述不同种蛊的制法、作用、解法等习俗，两粤地区最为流行。

从书中记载可知，见心斋主人早年研习中医，后在西人所办诊所学习西医（见"催生霹雳开关丸"中相关描述），当为中西医汇通人士。这一点首先反映于书的内容，中医病因、病机与西医的解剖、生理、致病机理相互结合为用，即使是行文用字也有特点。比如，在《见心斋药录》中，全文未有一处使用"证"字，均代之以"症"，如"木克土症"。作者"证""症"不分，也许并非中医学知识不扎实，笔者推测是作者故意为之，作者希望将中西医学融会贯通，而以"症"代"证"或为作者的一种创新或尝试。

### 四、著作分类

后世所有记载《见心斋药录》的文献均将其归入本草著作，依据可能来自浙江省中医药研究院图书馆所藏之书封写有"本草"二字，这很可能是仅从书名或目录判断得出的结论。其实，书名中的"药"与"本草"不同义，其所指均为成药，剂型包括膏、丹、丸、散、药酒、药饼、药胶、药油、药水等。所载方药均不注明药物组成，更无具体中药的炮制配伍、功效主治、宜忌等内容，且书中篇幅多述医理，重在临床各科病证，医重于药，故将该书归入本草著作并不恰当，值得商榷。

### 五、内容概览

《见心斋药录》共收药82种，分4卷收载。每卷先列分卷目录，之后分载各药。每药先列药名，再结合西医学知识阐述该药所治病患的致病原因、致病机理等，后分条列举遇不同情况时服药加减、注意事项等。其中第一卷为内科卷，收录治疗中风、心悸怔忡、霍乱、咳嗽、哮喘、噎膈、吐泻、疟疾、痢疾、黄疸、遗精、不孕不育、疝气、痨蒸、痧症、失音、疼痛、虚损、醉酒、烟毒、蛊毒等病证的成药38种。第二卷为外科卷，收录治疗杨梅疮、疔疥、跌打断骨、喉病、眼疾、牙病、皮肤病、烫伤、干湿癣、痔疮、臁疮、蛇蝎毒虫咬伤等疾患的成药26种。第三卷为儿科卷，收录治疗疳证、胎毒、急惊风、慢惊风、疔疥等疾患的成药7种。第四卷为妇科卷，收录治疗月经不调、不孕、胎产、带下等疾患的成药11种。所有药物均系见心斋所售。其药物来源，自序中提到以下几种：①作者根据自己的医疗经验研制；②先师传授；③结合西洋各国传入之方研制；④高人秘授；⑤报恩者及友朋赠送之秘方。

## 六、学术特色与价值

1. 对研究当时的中西医汇通思想具有参考价值

自1604年意大利解剖学家海拉米马斯·法布里丘斯完成其胚胎学著作《胚胎之形成》之后，西医解剖学得到很大发展。明清时期，西医解剖、生理学传入国内，为许多医家所认可。如被称为中西汇通第一人的陈定泰在看到西医解剖著作时叹为精绝，认为"欲考经络之真，非西洋之医不能"。《见心斋药录》也反映了这样一种思想，作者认为，中医中药虽可治病，但病因解释不清，而要将病因解释清楚，必须先学习西医学知识，故《见心斋药录》虽以药为主线，但对每药主治所涉及组织、器官的解剖、生理、病理等多结合西医学知识进行阐述，不仅如此，书中还不止一次地提及使用显微镜、体温表等西医医疗器具帮助诊断。

作者试图将中、西医学融会贯通。如疟疾一病，作者认为病根在心，并将西医血液循环知识与中医的八纲辨证相结合，用来解释疟疾寒热交作的原因，认为动脉血流急，属热；静脉血流缓，属寒。因此，动脉生病，血急发热，静脉生病，血流迟缓凝滞，则寒战肢冷。

西医学对疟疾的发热与恶寒机理的解释已十分清楚。疟疾由疟原虫引起，按蚊叮咬人体后，唾液中的原虫子孢子经人体血液进入肝细胞，发育成裂殖子（红细胞外期）。之后，裂殖子从肝细胞中逸出，侵入红细胞（红细胞内期）裂体增殖，胀破红细胞后，大量的裂殖子、原虫代谢产物及红细胞碎片进入血流，产生内源性致热原，共同作用于宿主下丘脑的体温调节中枢，引起发热。随着血内刺激物被吞噬和降解，致热原减少，机体大量出汗，体温逐渐恢复正常，机体进入发作间歇期。

疟原虫是 1880 年法国人 Laveran 在疟疾病人血液中发现的，从见心斋主人的描述中可知，刊刻于 1881 年的《见心斋药录》并不知道疟原虫的存在。当时作者所接触到的西医知识虽不能对疟疾的病因病机做出准确解释，但已将其与血液循环联系了起来，而见心斋主人又将其与中医的寒热缓急联系起来，可以在一定程度上自圆其说，虽未必准确，但不得不说是中西医学相互渗透的一种创新或尝试。

2. 对病因的认识比较全面

《见心斋药录》对病因的归纳比较详细，如在谈及严重吐泻时，作者除举出不洁饮食之粪－口传播途径外，又提出吸入性致病源，如夏暑时令不正之气致病亦为一端，其中有着疫疠传播的概念，提示诊之不可只限"病从口入"。恶痢一病，作者提出 9 种致病原因："痢疾之起，或受他人疴痢臭气，一也；或吸山岚瘴毒之水，二也；或吃毒烂动植物类臭水，三也；或吃五金地内渗出之水，四也；或食蜂虫遗尿、蛇蝎呵气之果菜，五也；或热行饮冷，雨行湿衣，六也；或饮酒无度，七也；或食自死肉，有病肉，八也；或有他病误服药，九也（红白恶痢妙解拈痢丸）。"

现代传染病学指出，细菌性痢疾主要通过被污染的食物、水源及虫蝇等传播，作者所述已包括以上几类。由于恶痢的范围广于细菌性痢疾，可能还包括其他类型的恶性腹泻，故作者还将雨行湿衣、他病误服药等也列为病因，以帮助诊疗时全面考虑，而作者将"吃五金地内渗出之水"列为致病原因之一，说明其对重金属通过土地、水源等污染为人体带来的危害已有认识，对自然疫源的认识进一步深入。

3. 法则由古，方则惟新

《见心斋药录》所载之药以丸、散、丹剂最多，虽私秘其方之组成，但却对服药后的反应、疗效描述甚详，如"消食之捷有如以手按物，徐徐化去，俄顷晏然"（参桂达气行滞消食饼）、"服药后，药性云驰电走"（打不死丸）、"药沾唇而病即除"（中风瘫痪南斗注生丹）、"服之无不立愈"（痧症九转追魂定命丹）、"嚼食一二丸，立刻双瞳如电，彻夜不瞑，而运思无穷"（人参秘制纠神开慧金科三捷丸）、"此丸入口，其病立减"（肝脾胀痛入口笑丸）。

而有些药则可以长年不坏，如养阴润腑妙制燕窝胶"用时将盒凿开，不开十年不坏"。有些药药效更似激素类药物，如用于治脱发的生发翠茸膏："涂不百日，其发多且旺，但不可涂于不要生发之皮肉处，否则毫毛亦粗，极不雅观。"

笔者推测，《见心斋药录》中所列之药也许并非纯中药成分。中药虽也有立效者，但多数需要一定的时间，且《见心斋药录》绝大多数为丸、散类药，与汤剂相比，这些剂型更没有立效的优势，是内有奥妙，还是夸大其词，难以裁定，可能兼而有之。秘方良莠，不可罔说。

在作者生活的那个时代，中医学家们虽十分欣赏西医的解剖、生理学，但论及遣方用药，还是青睐中医中药，如当时有名的中西医汇通人士朱沛文曾说："西医药较峻烈，不能尽合华人脏腑，是以西书可参见，西药不宜浪用也。"这也许部分地因为西药的疗效当时还不十分稳定，还无法与数千年来扎根中国的中草药相抗衡。但部分医家应该已经开始了对西药甚至中、西药并用的尝试，据文献记载，清同治四年（1867），《西药大成》等国外医药著作已被译成中文。见心斋主人在书中曾提及自己的药品在制作时"参西法"，其很可能接触过此类著作，亦可能发现中、西药并用对某些疾病的治疗要优于单纯使用中药。

明清以降，中药制剂混杂，混有西药者并非罕见。《见心斋药录》中有："法则由古，方则惟新。"作者强调其方中所选之"奇上料品"非一般中草药可比，但究为何物，还有待查找证据。

4. 对了解当时社会背景下的医药状况有参考价值

从《见心斋药录》中可以了解当时社会背景下的医疗市场、药物流通等信息，如例言中有："本斋各药实价无二，不折不扣，库平交兑"、"丸散等项原无认色，一经出兑，不得退换"等内容，说明该药铺所售之药均为明码标价，价格固定，不讨价还价，成药售出后以概不退换为原则。

《见心斋药录》所记载的内容与其所处的那个年代是密不可分的，故从书中可以了解当时富有时代特色的药物，现列举一二：

（1）豆腐止血

书中有"酒醉已甚，七窍流血，急以生豆腐一大块，约重四五斤贴胸，少时豆腐热，再换过豆腐，又以凉水浸发淋头，少时血渐止"（醒酒梅花饼）。

据文献记载，豆腐性寒，可益气宽中，和胃清热，消胀除满，下大肠浊气，可治疗肿毒、恶疮、醉死等，治疗时多是热敷，片贴，待凉更易，以散热消肿为主。而《见心斋药录》中的豆腐是冷敷，且豆腐不是切片，而是大块，重约 5 斤。豆腐虽性寒，但不内服而外敷，即使有此药效，恐也微乎其微。笔者推测，此处豆腐也许更多地取物理止血之用。豆腐廉价易得，大块的豆腐不仅凉润，且有一定的重量及弹性。

豆腐的此类治疗作用今人已很少使用，在很多情况下亦没有使用的必要。今人了解此法或可在特殊条件下作为一法，在偏远地区或缺医少药的情况下，做应急之备用。

（2）戒毒药

书中提到，鸦片能止痛，敛气，助脑，具有药用价值，但过服能令人暴亡。国外常杂他物多种，制成"洋烟"以为用，其药效有主敛血者、有主醉迷者、有主提神者、有主助脑者、有主醒眠者、有主助血快行者。其中主醉迷者最毒，多用可成瘾，使人槁枯，故此物在西国仅"治病一要药耳"。

很久以前，人类就已发现罂粟及其制成品鸦片具有药用价值，公元前 8 世纪，有人从罂粟中提取鸦片。1503年，罗马医生将鸦片溶于酒精用于治疗头痛、失眠，效果良好。至十八、十九世纪，鸦片制剂已成为风靡欧洲的治疗头痛和感冒的良药。

西方人较早了解到鸦片的毒性及危害。英国明令禁止其臣民吸食鸦片，鸦片制品严加管制，之后却将其殖民地印度生产的鸦片源源不断运往中国，换取大量白银。

国人对鸦片危害性的认识显然要迟得多。盛唐时期，罗马人进贡含鸦片成分的"福寿膏"，十分昂贵。《新修本草》记载，鸦片"主百病中恶，客忤邪气，心腹积聚"。之后直至明中、早期，鸦片在我国属于高级补品或仅供药用。

鸦片的吸食与滥用始于明，盛于清。明中晚期，西方列强已开始向中国贩卖鸦片，至清代，问题已十分严重，中国已成为最大的毒品吸纳地。道光十八年（1838），林则徐受命钦差大臣赴广东禁烟，这是我国历史上规模最大也最有成效的一次禁烟运动。但其后随着鸦片战争的失败，中国的禁烟令名存实亡，吸毒与贩毒成为越来越严重的社会问题。据《见心斋药录》记载，作者行医生活之地吸食鸦片十分普遍，书中十七字的概括十分形象："一灯红豆，半榻青霞，闲雅莫是过焉。"

自雍正颁发第一道禁烟令起，清廷曾出台多项禁烟条例，并研制戒毒丸，从《见心斋药录》中可知，当时出售的戒毒丸中常加入少量毒品，目的是让吸食者渐渐减少对毒品的依赖，以防突如其来的戒断症状使吸食者无法适应，这种做法始于林则徐禁烟丸。书中有："昔林文忠公悯之，立方十七味，惜用烟灰，随瘾之大小加减以为引。厥后，戒烟方迭出，率用烟土、土皮、烟渣、罂粟壳等"（通灵仙草断瘾除毒洗心丹），见心斋主人随后说："吮烟不过吸气，而服药则更食烟质，"故戒毒药也会上瘾，由于当时没有强制规定戒毒药中的毒品含量，渐渐地，不少逐利者所卖戒毒丸其实就是毒品，或仅是借戒毒药之名贩卖毒品，即出现作者所言"原瘾未断，又添丸瘾"的新问题。

《见心斋药录》记载，其所研制并出售的戒毒丸充分考虑这些因素，疗效佳，可以放心使用，但同时告诫吸食者，戒毒不可完全依赖药物，如果一边服用戒烟丸，一边继续吸食鸦片，是无法成功戒毒的。戒毒首先需有坚定的意志与决心。见心斋主人为自己的戒毒药取名"通灵仙草断瘾除毒洗心丹"正是此意，欲断瘾，先洗心。心理上坚决拒绝毒品并合理服用戒毒药才是最有效的戒毒方式。

5. 可以了解当时服药剂量等方面特点

书中对不同对象的服药剂量分别记述。如在述及"咳嗽耘肺丹"时书中有："此药小儿每服一丸，十五岁内每服二丸，大人每服三丸。六十至七八十岁者，服法照小儿。"

老人与小儿有很多相似之处，小儿脏腑娇嫩，机能未充，不耐寒热，故易生病，用药上宜轻，宜柔。老人脏腑机能渐衰，不仅易罹患各种疾病，耐受力也差，故用药也不宜过重、过烈。在《见心斋药录》的用药服法中，老人用量同小儿正是基于这种考虑。

现今对服药剂量的定夺已有药物浓度监测、药代动力学、药效学等相佐，再考虑个体差异，讲求小量试服，逐渐增加至有效量，老人药量多只用成人的2/3，若有肝肾功能不全，则减量更甚。《见心斋药录》中的"老人服法照小儿"也许并不适用所有药物，但此种用药指南却体现出作者充分考虑不同人群对药物耐受性的特点，区别对待，通过剂量调整使服药更为科学、合理，体现出见心斋主人在这一问题上的科学性与先进性。

6. 对了解清代病人教育及患者药后自我护理等具有参考价值

《见心斋药录》例言中有："药录……一心教人认清症候，使用药无讹而获大益。故于病症奥旨，层层发论详明，考订真谛。"除详明病症奥旨外，《见心斋药录》所列药物每药之后还逐条详列服药加减、药后注意事项等内容，多者近20项。这些内容对患者了解服药前后的自我护理手段，及时处理可能出现的问题给出了具体的指导建议，具有积极意义。

该书还涉及一些十分实用的知识，如妇科卷结合西医学知识讲解妇人产道的生理结构，生产原理，教产妇在临产时如何用力，如何减少生产带来的损伤等。《见心斋药录》其他方面的积极意义还有：①劝人选择健康的生活方式。书中既有戒酒药也有戒毒药，但见心斋主人多次强调，这些药物再有用，都不足以抵挡反复的酗酒与吸毒，远离酒精、远离毒品，才是问题的最终解决办法。②书中对鬼神治病提出了批评，认为"此医之妄更甚于医之庸也"，轻信鬼神，危害更大。

## 七、疑误及不足之处

《见心斋药录》借鉴了不少西医学知识，但有些阐述似与现代医学知识不相符合。如书中记载正常体温为六十度，如果是华氏度，六十度等于15.6℃，如果是摄氏度，60℃也不在正常体温范围。那么，书中60℃的正常体温又是如何计算的？再如书中记载："夫妇人未经受胎之时，子宫只长三寸半，体厚三四分。"如果按现在的尺寸，三寸半应为11.7cm，这与现代医学知识中，未产子宫长约7.5cm、宽5cm、厚3cm的正常尺寸有出入。

《见心斋药录》十分重视患者的饮食宜忌，几乎每病均有详细的交代，但有些宜忌的作用或原理还不十分清楚，如"是症宜食炖烂之飞禽走兽瘦肉，煮半生熟之鸡鸭蛋"（隔食呕水开膈火莲丸）。肉食炖烂食用有助于消化可以理解，但鸡鸭蛋为何要煮半熟？再如食用青菜既可能是病因也可能影响愈后复康。如"或食青菜生冷误感风邪则痛"（肝脾胀痛入口笑丸），"凡服药，戒水果、青菜……百日""每食硬物、油面、油炸物、青菜，即觉胸胃胀鲠者，加白芥子三分，白胡椒一钱（打），煎汤下丸"（隔食呕水开膈火莲丸）。青菜与"硬物""油炸物"均属于不易消化食物，似乎与现在的饮食习惯不太一致。书中认为，患病宜多食肉类，少食蔬菜、瓜果之品，因青菜等为寒冷滋阴之物、饮食难化之品。这与现代医嘱中脾胃病饮食宜清淡，不宜多入肉食似不相符，这是否因为作者所在的当地，民少食肉，罹患疾病多与蛋白质摄入不足有关？

　　《见心斋药录》中有一些可以肯定的错误描述。如在述及痔疮时，书中写道："此症亦由传染而得，或与患痔者同坐热椅，或同便一处，皆易惹得是病，非必尽由酒色也。"认为痔疮为传染性疾病，同坐一椅，同便一处均可致病，这显然是不正确的。作者对鬼神治病提出了批评，但在书中却详细描述了数十种蛊毒的制蛊、中蛊症状及解毒方法。如石头蛊是"以药制石一块，放路上，人过，石即跳入肚内。初中时，肚内硬实，至三四个月则动，肚泻肠鸣，大便闭结，人渐瘦弱，时而此石飞入手足，不出三五年必死"，这显然是无稽之谈。

　　此类描述表达了我国古代人民对疾病致病原因的思考与探求，多数是因为真正的病因不明，所掌握的知识不足以对某些疾病做出合理解释而得出的结论。此外，作为药店之书，书中有些内容类似药物广告，有夸大不实之处，某些中西医汇通的观点略显牵强，文献价值大于实用价值。

《见心斋药录》成书于 1881 年，书中有曹炳章藏书印。但对于这部书，曹氏并未留下只言片语。这样一本距今年代并不久远的医书，又曾被名家收藏，刊刻后却流传极少，无人提及，目前仅浙江省中医药研究院有藏，可称孤本。笔者推测可能因为书中所列各药无药物组成、制备配伍等信息，被认为临证价值不大，故而其他方面的价值被忽视。本次对该书的整理，其意义不仅在于抢救孤本，还在于可以从书中了解当时社会背景下的医疗情况、中西医汇通思想的发展、药后护理、医学知识的普及及传播方式等信息。

《见心斋药录》为药店所售之药，应另有文献详细记录各药之组方原则、配伍炮制、包装储存等内容，但由于密不外传，再加上时间久远，可能资料已失，后人无从查考探求，有些问题亦难定雌雄。

# 总 书 目

## 医　经

内经博议

内经精要

医经津渡

灵枢提要

素问提要

素灵微蕴

难经直解

内经评文灵枢

内经评文素问

内经素问校证

灵素节要浅注

素问灵枢类纂约注

清儒《内经》校记五种

勿听子俗解八十一难经

黄帝内经素问详注直讲全集

## 基础理论

运气商

运气易览

医学寻源

医学阶梯

医学辨正

病机纂要

脏腑性鉴

校注病机赋

内经运气病释

松菊堂医学溯源

脏腑证治图说人镜经

脏腑图书症治要言合璧

## 伤寒金匮

伤寒大白

伤寒分经

伤寒正宗

伤寒寻源

伤寒折衷

伤寒经注

伤寒指归

伤寒指掌

伤寒选录

伤寒绪论

伤寒源流

伤寒撮要

伤寒缵论

医宗承启

伤寒正医录

伤寒全生集

伤寒论证辨

伤寒论纲目

伤寒论直解

伤寒论类方

I

# 本　草

# 方　书

卫生编

袖珍方

仁术便览

古方汇精

圣济总录

众妙仙方

李氏医鉴

医方丛话

医方约说

医方便览

乾坤生意

悬袖便方

救急易方

程氏释方

集古良方

摄生总论

辨症良方

活人心法（朱权）

卫生家宝方

寿世简便集

医方大成论

医方考绳愆

鸡峰普济方

饲鹤亭集方

临症经验方

思济堂方书

济世碎金方

揣摩有得集

亟斋急应奇方

乾坤生意秘韫

简易普济良方

内外验方秘传

名方类证医书大全

新编南北经验医方大成

## 临证综合

医级

医悟

丹台玉案

玉机辨症

古今医诗

本草权度

弄丸心法

医林绳墨

医学碎金

医学粹精

医宗备要

医宗宝镜

医宗撮精

医经小学

医垒元戎

医家四要

证治要义

松厓医径

扁鹊心书

素仙简要

慎斋遗书

折肱漫录

丹溪心法附余